ちくま新書

コロナ政策の費用対効果

原田 泰
Harada Yutaka

1619

コロナ政策の費用対効果【目次】

第2章 感染症対策専門家会議と政府の関係 039

第3章 PCR検査のスンナ派とシーヤ派 081

第4章　緊急事態宣言の効果　131

第6章　ワクチン敗戦　183

はじめに

新型コロナ（COVID-19）感染症についてはすでに多数の本が出版されている。医学、感染症学、公衆衛生学、経済学、政治学、社会学からのアプローチがある。しかし、多くは感染症そのものについてであって、この感染症に対してどのように政策的に対処すべきであったのかを分析したものは少ない。また政策の数量的効果について書いたものも少ない。[1] 本書は、政策の効果と費用について分析するものである。

政策とは、目的を明らかにして、手段を選ぶことである。コロナ感染症は、人と人との接触でうつるのだから、接触を絶てば感染しない。人々の呼気に含まれるミクロの飛沫が空気中に漂い感染するにしても、やはり人との接触を絶てば感染しない。しかし、人と人とが接触しないということは、経済、社会、生活の基盤を絶つことになる。できることは、人と人との接触を続けながらウイルスとの接触を極力抑え、経済、社会、生活を維持することである。

では、どうしたらそれができるのか。個々の政策に即して、それを考えていきたい。また、生活を維持すればどうしても感染してしまう場合もある。その時には、医療体制の整備が必要である。どのように医療体制を拡充するのか。また、感染源との遮断、経済・社会・生活の維持、医療体制の拡充を総合的に組み立てていく必要がある。これらをどのようにすればよいのか。

本書は、国境検疫の評価、新型コロナ感染症専門家と政府の関係、ＰＣＲ検査をめぐるスンナ派とシーヤ派の対立、緊急事態宣言の効果、医療資源の動員体制、そもそもコロナ不況の本質とは何か、個々の不況対策——一人一〇万円の給付、ＧｏＴｏキャンペーン、休業補償のあり方——などについて数量的に評価している。

数量的に費用と効果を考えると、驚くべき事実が明らかになる。例えば、二〇二〇年度に政府が医療供給体制の拡充に使った金額は七・八兆円であるが、コロナ用の病床に確保したのは三・九万床、そこで実際に入院している患者は二・四万人にすぎない。七・八兆円の全部が病床確保に使われたわけではないが、確保した病床数三・九万で割ると一床あたり二億円かかったことになる。また、二〇二〇年度の累積感染者数四七万人で割ると、感染者一人当たり一六五九万円使ったことになる。八割の感染者が軽症のまま回復するとされていることを考えると、これは少し使い過ぎではないだろうか。

より効果的に人々の命を救い、経済の犠牲を少なくする方法はあったはずである。本書は、その方法を議論している。

これまでの政策対応が正しかったか、誤っていたかについての私の判断には、後知恵が含まれている。これは不公平であるという批判があるだろう。しかし、私たちのすべては、後知恵という知恵を持っている。未来のために後知恵を使わないのはもったいない。もちろん、私の評価には後知恵が含まれているので、私の評価が批判的であったとしても、よく分からない中で、その時々の対応を決定された方々を必ずしも非難しているわけではない。

しかし、後知恵を含む評価も、次に来るかもしれないパンデミックにどう対応するか、また、感染症に限らない、あらゆる問題にどう対処すべきかのヒントになると考えている。つまり、これまで行われたコロナ対応には、私たちが、政府の行う政策をどう改善させたらよいかを考えるための豊富なヒントがある。その意味で、本書は政策分析入門ともなっている。

本書の議論している政策には、コロナ感染症を抑えるためのものと経済・社会・生活を回すためのものがある。第1章は序論であり、第2章から第6章は感染症を抑止するための個々の政策について、第7章と第8章は経済を回復させるための政策を論じている。終章は結論として日本政府の組織論的な欠陥を論じている。

注

（1）猪野明生・千葉安佐子「「疫学」と「マクロ経済学」の視点から――最新論文に見る感染症対策と経済活動維持の最適解とは」東京財団政策研究所、二〇二〇年六月六日。日本経済学会ＨＰ「新型コロナウイルス感染症に関する研究」に政策研究が紹介されている。

第1章　日本の対応の概括的評価

日本の新型コロナ感染症対策はどの程度成功したのだろうか。それを概括的に判断するために、主要先進国（主要先進国首脳会議の参加国。日本、アメリカ、イギリス、ドイツ、フランス、イタリア、カナダの七カ国）とアジア太平洋の島国の民主主義の先進国（日本、オーストラリア、ニュージーランド、韓国、台湾。韓国は北朝鮮との国境が封鎖されているので実質的には島国）の新型コロナ感染者数、死者数などと経済成果を比較してみる。

結論を先に述べると、日本の成果は、感染者を出さないことと経済の打撃を抑えることの両面で、主要先進国の中では良好だが、アジア太平洋の先進国の中ではそうではないという結果になった。

1　新型コロナ感染者数の国際比較

†主要七カ国と比較する

図1－1は、主要七ヵ国の新規感染者数（一〇〇万人当たり人／日、七日間平均）である。これを見ると日本の感染者数が圧倒的に少なかったことが分かる。アメリカ、フランス、イギリスのピークで一〇〇万人当たり一日九〇〇人という数字と比べると日本は一〇〇分の一であった。ただし、その後、欧米諸国ではワクチン接種の効果等から二〇二一年初めから低下し、日本との差が縮小している。さらに七月以降のデルタ株の跳梁《ちょうりょう》により、日本も他国も増加している。しかし、それでも日本が主要七ヵ国の中で成績が良いのは揺るがない（図が見にくくなるので、カナダとイタリアを除いている。両国の数字は表1－1にある）。

感染の全体像を見るために、表1－1で、新規感染者数ではなく累積の感染者数、死者数を見ると、日本が第一回の緊急事態宣言を解除した二〇二〇年五月二五日時点で極めて低いことが分かる。二〇二〇年五月二五日時点で、一〇〇万人当たりの日本の累積の感染者一三一人、死者七人に対して、イギリスの感染者は三六四六人、死者は五三〇人である。

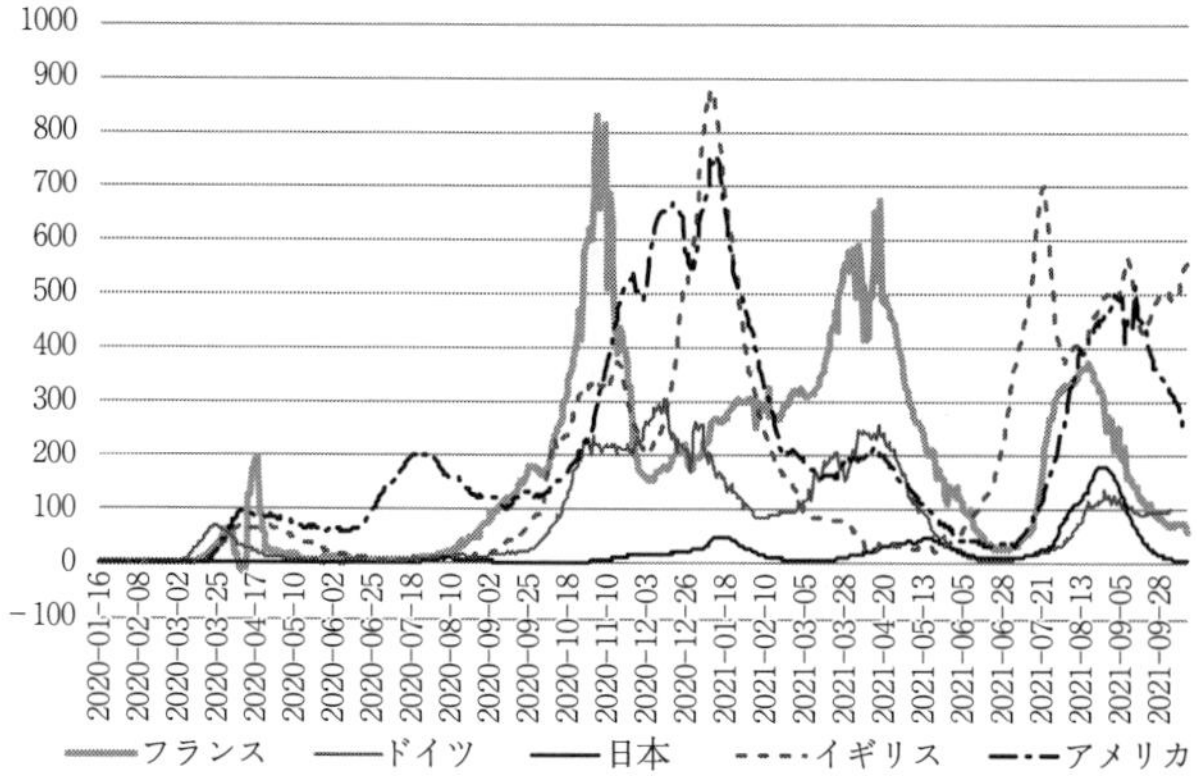

図 1-1　主要先進国の新規感染者数
（出所）OurWorldinData, Corona Pandemic
（注）100 万人当たり、7 日間平均

アメリカは五〇二〇人と三〇六人、もっとも感染者、死者の少ないドイツで二一五三人と九九人だった。日本の感染者数はドイツの一七分の一、死者は一五分の一である。致死率（死者÷感染者）も日本は五・二%と低い（ドイツは四・六%、アメリカ六・一%）。フランス、イタリア、イギリスは致死率が一五%程度と高くなっている。これは医療崩壊で、患者が十分な手当てを受けることができず死に至った場合があるからだろう。

しかしその後、日本の圧倒的少なさは少し様子が変わってくる。本書執筆時点（二〇二一年一〇月一三日）での一〇〇万人当たりの日本の累積の感染者数一万三五九三人、死者一四三人に対して、もっとも感染者数の多いアメリカでそれぞれ一三万四二二一人と二一六

	国	累積感染者数	累積死者数	致死率（死者／感染者）	累積超過死亡	感染者数、日本＝1	死者数、日本＝1
2020年1月から2020年5月25日まで	カナダ	2,304	195	8.5%	150	17.6	28.7
	フランス	2,732	421	15.4%	236	20.9	62.0
	ドイツ	2,153	99	4.6%	－134	16.5	14.6
	イタリア	3,813	545	14.3%	724	29.2	80.1
	日本	131	7	5.2%	－179	1.0	1.0
	イギリス	3,646	530	14.5%	809	27.9	77.9
	アメリカ	5,020	306	6.1%	347	38.4	45.0
2020年1月から2021年10月13日まで	カナダ	44,093	747	1.7%	482	3.2	5.2
	フランス	106,046	1,748	1.6%	1,013	7.8	12.2
	ドイツ	51,771	1,125	2.2%	578	3.8	7.9
	イタリア	77,974	2,177	2.8%	2,140	5.7	15.2
	日本	13,593	143	1.1%	－103	1.0	1.0
	イギリス	121,862	2,030	1.7%	1,710	9.0	14.2
	アメリカ	134,221	2,161	1.6%	2,149	9.9	15.1

表 1-1　主要先進国の人口 100 万人当たりの累積感染者数、累積死亡者数、致死率（死者／感染者）など
（出所）OurWorldinData, Corona Pandemic

一人、イギリスで一二万一八六二人と二〇三〇人、ドイツで五万一七七一人と一一二五人だった。日本の感染者と死者は、他の先進国の数十分の一というレベルから十数分の一、または数分の一というレベルへと変化した。致死率はどの国も低下して一～三%になっている。医療体制が整備され、治療法も進歩し、ワクチン接種も進展したからだろう。日本は死亡率も最低水準にある。他の先進国と比べて圧倒的に優れているというほどではなくなったが、日本がコロナ対策の優等生であることはまだ間違いない。

†アジア太平洋の先進国と比較する

しかし、これをアジア太平洋の島国の民主主義の先進国と比較すると様子が変わってく

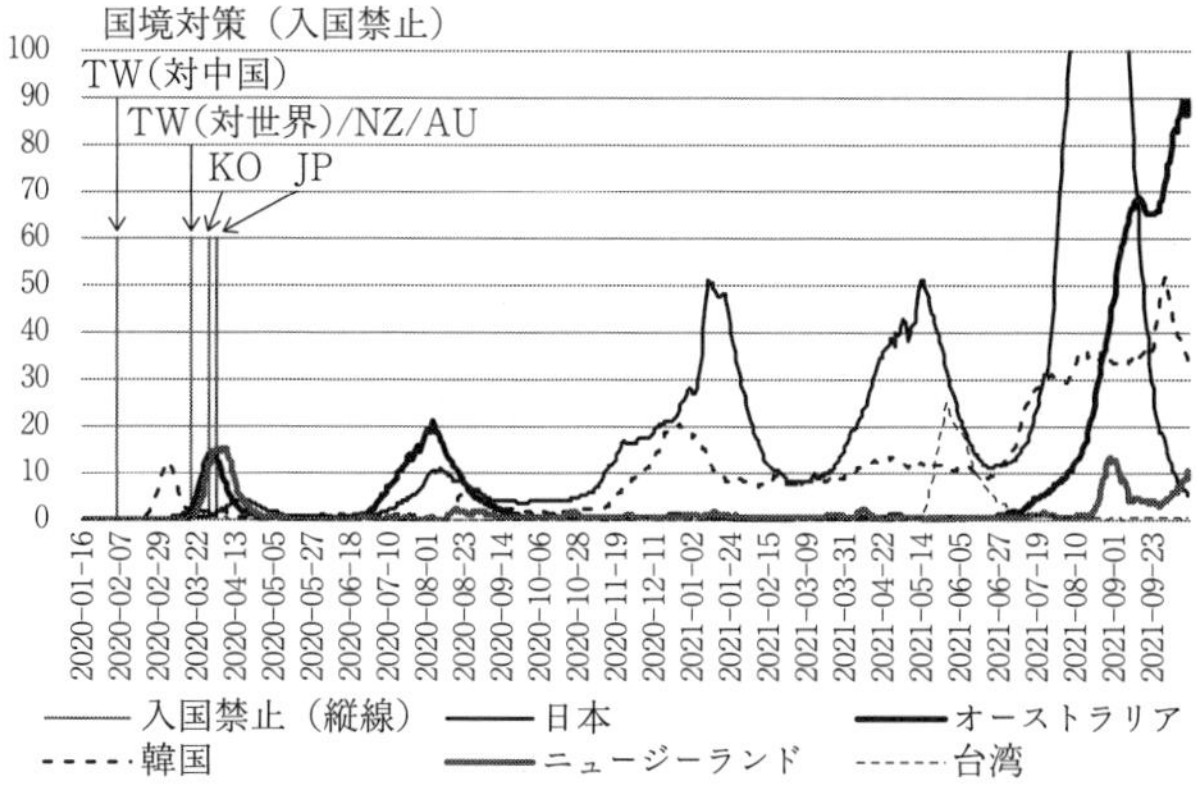

図1-2　アジア太平洋の先進民主主義国の新規感染者数

（出所）OurWorldinData, Corona Pandemic

（注）1. 100万人当たり、7日間平均

2. 各国国境対策について、台湾（TW）は2020年2月6日対中国、3月19日対世界で入国禁止。中国及び全世界に対し、ニュージーランド（NZ）は3月19日、オーストラリア（AU）は3月20日、韓国（KO）は3月29日、日本（JP）は4月3日に入国禁止。

3. 日本は2021年7月末以降急増、9月以降急減。ピークは8月25日の183人／100万人。

る。台湾が特別の優等生であることは知られているが[1]、図1－2から、オーストラリア、ニュージーランド、韓国、台湾と比較すると日本は劣等生になる。しかも、日本は二〇二一年七月－八月に急増しているので、この間の値をグラフから除外している（日本のピークは八月二五日の一八三人／一〇〇万人）。

　日本は他の先進国と比べて優等生であると自認し、または、後述するように、ファクターXでよく分からないがコロナに強い国民と思っていたようだが、それは島国という検疫に有利な体制の賜物にすぎなかったのではないか。

	国	累積感染者数	累積死者数	致死率（死者／感染者）	累積超過死亡	感染者数、日本＝1	死者数、日本＝1
2020年1月から2020年5月25日まで	日本	131	7	5.2%	−179	1.0	1.0
	オーストラリア	276	4	1.4%	32	2.1	0.6
	韓国	219	5	2.4%	−26	1.7	0.8
	ニュージーランド	309	4	1.4%	−65	2.4	0.6
	台湾	18	0.3	1.6%	−108	0.1	0.04
2020年1月から2021年10月13日まで	日本	13,593	143	1.1%	−103	1.0	1.0
	オーストラリア	5,281	58	1.1%	−44	0.4	0.4
	韓国	6,582	51	0.8%	−9	0.4	0.4
	ニュージーランド	994	6	0.6%	−470	0.04	0.04
	台湾	684	35	5.2%	−114	0.2	0.2

表1-2　アジア太平洋先進国の人口100万人当たり累積感染者数、累積死亡者数、致死率（死者／感染者）など
（出所）OurWorldinData, Corona Pandemic

表1－2はアジア太平洋の先進国の累積の感染者数、死者数、致死率（死者数÷感染者数）を示している、日本の成果はこれらの国の中で高いわけではない。二〇二〇年五月二五日までの値では感染者数がオーストラリア、韓国、ニュージーランドに比べて低いが、これは検査数が少なく感染者を取りこぼしていた可能性がある（第3章2参照）。それは致死率が高いことから推測できる。軽症の感染者が分母に入らなければ致死率が高くなるからである。

ただし、感染症の指標として一〇〇万人当たりの超過死亡を見るとやや様子が変わってくる（前掲表1－1、表1－2）。超過死亡とは、感染症の流行では、間接的な影響で死亡するケースがあること、またその感染症による死亡であることを確認できなかった死があることから、感染症が流行した年の死亡者数を通常の年と比較し、通常時を上回った死者数を超過死亡とするものである。累積の超過死亡者数を見ると、主要先進国では、最新時点（二〇二一年一〇月一三日）までカナダ四八二人、フランス一〇一三人、ドイツ五七八人、イタリア二一四〇人、日本マイナス一〇三人、イギリス一七一〇人、アメリカ二一四九人となる。超過死亡がマイナスになるのは、コロナ以外で死亡する人が減少したからである(2)。

アジア太平洋の先進国でも、オーストラリアマイナス四四人、韓国マイナス九人、ニュージーランドマイナス四七〇人、台湾マイナス一一四人となっている。おそらく、マスク着用、手洗い、消毒、外出（病院を含む）を避けるなどを行った結果、コロナ以外の要因で死亡する人が減ったからだろう(3)。

2 入国禁止措置の遅れ

†出遅れた水際対策

前掲図1－2には、各国が対中国の入国禁止措置を取った日付も示している。台湾は二〇二〇年二月六日に中国の、三月一九日世界の入国禁止措置を取った。それに対し、中国、世界の入国禁止措置を取ったのは、ニュージーランドが三月一九日、オーストラリアが三月二〇日、韓国が三月二九日、日本が四月三日である。二〇二〇年二月一日に日本は武漢からの入国を禁止にしたが、すでに中国の春節（二〇二〇年一月二四日〜三〇日）には中国から多くの観光客が入っていた。その後の対応も遅れた。前内閣危機管理官の高橋清孝氏も「日本の水際対策は出遅れた」と評価している。(4) 日本の感染者数がこれらの国に比べて多いことを考えれば、日本の検疫政策は失敗ということになる。つまり、感染源となる国を早く入国禁止にすればそれだけ感染者は減少する。それは過去の話で今さら仕方がないという議論があるかもしれないが、次々と生まれる変異株に対応するには遅すぎるということはない。

中国からの入国禁止措置が遅れたのは、習近平国家主席の日本国賓訪問を控えていたからだという説がある（三月五日、習近平中国国家主席の国賓訪日延期を発表）。また、当時、七月に予定されていたオリンピックの影響もあったのではないかという説もある。オリンピックは、その後、三月二四日、安倍首相と国際オリンピック委員会のバッハ会長との電話会談により、東京オリンピックの一年程度の延期で合意した。

習近平国家主席の国賓訪問もオリンピックも、本来、国境措置と切り離せることである。入国禁止を遅らせてコロナ感染症が増大すれば、かえって国賓訪問もオリンピックも遠のくばかりだからである。

†国境検疫は十分だったか

検疫を英語でquarantine（原語はイタリア語）というが、四〇日という意味である。すなわち、海外からの人間を四〇日間とどめおいて誰も発症しなければ病原菌やウイルスを持たないとされたのである。この四〇日間とは、ノアの大洪水の続いた期間である。「これによって滅ぶべきものはすべて滅んだ」と旧約聖書にある。コロナの場合、二週間隔離すれば安心とされている。だから、海外からの入国を禁じるか、空港で二週間隔離すればコロナは入って来ない。これはもっとも簡単で効果的な方法に思える。

日本は、入国禁止措置が遅れただけでなく、その後の国境措置もザルであった。入国には搭乗前七二時間以内のPCR検査が求められるが、到着後の空港検査は抗原定量検査であり、かなり感度の低いものである（抗原検査、感度の意味は、第3章コラム2参照）。公共交通機関の使用は禁じられていたが、実際には守られていなかった。一四日間の自宅、ホテル隔離も、各人に任されるというものだった。GPSの監視も甘いものだった。

さすがに二一年五月に入ると検疫が強化され、出発地ごとに三日から一〇日の公費検疫措置でホテルに留置されるようになった。三日待機の場合、PCR検査が陰性ならば残り一一日間は自己検疫となる。この間、GPS携帯電話での位置報告、メールによる健康報告義務があるが、一日三〇〇人の人が応答しないとのことである。[5] 後述の日本政府観光局（JNTO）「訪日外客数」によれば二〇二〇年度の訪日客数は一日六六三人（二四・二万人÷三六五日）であるから、これはまったくのザルといってよいだろう。

なお、週刊文春は、ロイター社の東京支局の外国人記者が、二〇二〇年一二月に、感染力が強まっているとされるイギリス株の感染源となったことを伝えている。記者が、空港でPCR検査を受けたところ、結果は陰性だった。しかし、コロナの潜伏期間は最大で一四日程度とされており、判定ミスや後から発症する場合に備えて、日本政府は入国日の翌日から二週間の健康観察（自宅待機）と健康状態の報告を要請している。だが、記者は一二月二五日に港区内のパブで友人ら九人とのパーティーに参加、感染を広めた。[6]

第3章で述べるPCR検査スンナ派は、この事例を、PCR検査で陰性となれば却って安心して感染を広める事例と考えるようであるが、私は、日本の入国管理がザルである証拠と考えるべきだと思う。要請しただけではダメで、実際に自宅待機しているかどうかをチェックし、場合によっては待機を強制しなければならない。

日本で厳しい入国管理ができないのは憲法上、人権が保護されているからだという議論がある。しかし、日本国憲法第二二条第1項には、「何人も、公共の福祉に反しない限り、居住、移転及び職業選択の自由を有する。」とあるだけだ。公共の福祉を拡大解釈されてはかなわないが、自由に移転してコロナウイルスをまき散らすことは公共の福祉に反する。しかも、二週間と限定しているし、移動を制限する場所はホテルである。憲法があるから入国管理できないというのは、何もしないことの言い訳である。

†入国管理は効率的な隔離策

感染者を入れないという検疫のコストをどう考えるべきだろうか。

日本は、台湾などに遅れながらも、海外からの入国を制限した。その結果、二〇一九年度に二七七七万人であった海外旅行客は二〇二〇年度には二四・二万人と一〇〇分の一以下に激減した（日本政府観光局〔JNTO〕「訪日外客数」）。これは確かに日本経済にとってのコストであるが、入国制限に反対する人はいないだろうから、コストとは考えない。ここで考えるコストは国境措置をより厳密に行うためのコストである。

また、次のように考えることもできる。日本の旅行消費は国内客がGDPの約四%、海外客が約一%である。[7] うち、国内旅行は、検疫で完全に海外からのコロナ感染を抑えることができれば抑制する必要はない。海外旅行客は来ないが、日本人が海外に旅行することもないので、海外からの旅行客の減（旅行サービス輸出の減）と日本人の海外旅行の減（旅行サービス輸入の減）を差し引きした純旅行サービス輸出の減少は一％の数分の一であろう。これは日本全体のコストとしては考えなくてもよいかもしれない。

二〇二〇年一二月にアルファ株（イギリス型変異株）、二〇二一年五月にたぶんデルタ株（インド型変異株）が日本に入った。他にも、ベータ株（南アフリカ型）、ガンマ株（ブラジル型）、シータ株（フィリピン型）、ラムダ株（ペルー型）が日本に入った。ラムダ株は二〇二一年七月二〇日、オリンピック関係者によって持ち込まれたとのことである。(8) 二〇二一年七月以降では感染力の強いデルタ株が深刻となっている（第6章1参照）。

†完璧な検疫のコスト

ウイルスが国内に入らないようにするためには二週間の隔離さえすればよい。ホテルを用意して宿泊させ、外出や他の部屋への移動を禁じる。監視費用を含めてホテル代は一日一万円でよいだろう。もちろん、映画やゲームは無料、トレーニングマシンも貸与できるようにする。また、一日当たり二万円の待機手当を払ってもよい。待機手当は待機が終わった日に支払うのがよいだろう。一人一日三万円で一四日間隔離する費用は四二万円である。

なお、この方式は、海外からの留学生や労働者にも適応できる。四二万円を負担しても来たい人には来てもらえばよい。もちろん、日本側が負担するという考え方もある。

どれだけの入国者がいるかと言えば、二〇二〇年度の二四・二万人である。もちろん、一四日間完全隔離されるとなれば、海外からの入国者はさらに少なくなるだろうが、ここでは二四・二万人のままとしておく。これに四二万円を乗じると一〇一六億円である。もちろん、各国での感染や変異株の状況に応じて早めに対応すればよいだけであるので、すべての国からの入国者に二週間の完全待機を求める必要もない。これは最大限必要となる予算である。

一〇一六億円で変異株の流入を防げることができれば安いものではないか。変異株の感染者を見つけて、そのクラスターを探すという作業よりも確実である。

ただし、完璧な国境検疫の難しさについては理解しておく必要がある。韓国でも変異株は流入した。ただし、その規模は日本よりずっと小さく、二〇二一年五月四日のコロナ変異株3種の新規感染者は九七人、累計六三二人とのことである。(9)

中国でも二〇二一年八月一一日に浙江省寧波港の港湾作業員がデルタ株に感染していることが確認された。感染者は、シノバック・バイオテック製ワクチンを接種していたが感染した。中国は、たった一人の感染者を確認しただけで、ターミナルの操業を停止、濃厚接触者二五四人に加え、濃厚接触者の接触者三六九人も隔離した。(10)中国製ワクチンの効果が低いことから（第6章1参照）、コロナ対策はより経済に打撃の大きい隔離政策に依らなければならない。日本にはこんな対策を採ることは無理だろうという疑問は理解できる。しかし、無理と「できる」の間には様々なレベルの「できる」がある。完全でなくても効果はあるはずだ。第6章の最後で感染症抑制策のコストと効果を比較整理するが、国境検疫はより低いコストで効果のある方策に分類できる。

3 「日本モデルの成功」論

†日本モデルとは

前掲図1－1、図1－2で二〇二一年七月以降のデルタ株の跳梁までを書いたので、ズレた感じになってしまうが、二〇二〇年一〇月までは楽観的な気分が漂っていた。二〇二〇年五月において、法的な強制力を伴う行動制限措置を採らず、クラスター対策による個別症例追跡と自粛要請により、感染拡大の抑止と経済ダメージの限定の両立を目指した日本政府のアプローチは、成功したかに見えた。また、なぜか分からないファクターXによって、日本は感染が少なくて済んだという議論もあった。

しかし、コロナ感染症において、日本が不思議だが良好な状況にあるというのは主要先進国と比べた時で、アジア太平洋の先進国と比べるとそうではなかった。ファクターXとは島国で国境検疫が容易だったことによるのではなかっただろうか。

二〇二〇年五月二五日、政府は、緊急事態宣言を全国で解除。安倍首相は会見で「今回の流行をほぼ収束させることができました」「日本モデルの力を示した」と発言した。緊急事態宣言の結果、感染者数はなんとか収まった。安倍首相の日本モデル論には安堵と自信が見られる。

日本モデルとは、

法的な強制力を伴う行動制限措置を採らず、クラスター対策による個別症例追跡と罰則を伴わない自粛要請と休業要請を中心とした行動変容策の組み合わせにより、感染拡大の抑止と経済ダメージ限定の両立を目指した日本政府のアプローチ

ということになるだろう。(11)

一方、世界は徹底した検査、隔離、都市封鎖(ロック・ダウン)を実施し、経済活動を止めてもこれを封じ込めようとした。日本の対応は、世界には生ぬるいものに見えただろう

が、主要先進国の中でもっとも感染者も死者も少なかった（日本政府はともかく、日本人の対応が生ぬるかったかどうかは分からない。これについては第4章2で論じる）。しかし、日本の成果は、アジア太平洋の先進国の中では最下位である。そして、時間がたつにつれて、主要先進国の中では優位性の程度は低下していった。

†ファクターX

日本が他の国と異なるということについては、ファクターXという言い方があった。ノーベル医学・生理学賞を受賞した京都大学の山中伸弥教授の命名である。新型コロナウイルスの感染者や死亡者が、日本で少ないのは、何か未知の要因Xがあるのではないかということである。

では、なぜか高い成果を示したファクターXとは何だろうか。様々な人が指摘したことを挙げれば、握手&ハグ&キスの文化ではなくお辞儀文化だからだ、家に入るとき靴を脱ぐからだ、よく手を洗いうがいをするし、衛生観念が高いからだ、スギ花粉対策もあって猛暑の季節を除いてはマスク着用に嫌悪感がないからだ、高温で湿気ているからだ、日本語は英語のp、t、kなどのように息を強く吐き出す発音が少ないからだ（中国語では、さらにq、c、chの後に母音が来るとそういう発音になるが、台湾はもっとも感染の少ない国である）、結核予防のBCG接種がよいのだ、次項で述べる交差免疫説と様々な説が流れた。

しかし、日本が不思議だがよいというのは主要先進国と比べた時で、アジア太平洋の先進国と比べるとそうではなかった。ファクターXのもっとも重要な要素は島国で国境検疫が容易だったということではないか。

†二〇二〇年夏にかけて盛んになった交差免疫説

二〇二〇年五月においても、ファクターX説に対して、日本の状況は単にこれまでが良かっただけでこれから悪化する、日本は検査していないから患者が少ないのだという議論もあった。一方、この悲観論に対して、ファクターX説の一部だが、二〇二〇年七月、奥村康《こう》順天堂大学特任教授と上久保靖彦京都大学特定教授は、日本はすでに集団免疫を獲得したから感染者、重症者、死者が極めて少ないのだと主張した。「新型コロナは最初に中国で弱毒のS型が発生し、その後に弱毒のK型、強毒のG型の順に変異した。中国人観光客の入国によって昨年一二月にS型が日本に上陸し、今年一月中旬にはK型がやって来た。日本は三月八日まで中国からの渡航を制限しなかったため約一八四万人の中国人観光客が来日し、S型とK型が日本中に広がった。それにより、日本人は知らない間に集団免疫を獲得した」というのである[12]。これは類似のウイルスによって免疫が得られるという交差免疫説である。

しかし、二〇二〇年七月に第二波が、二〇二〇年末には第三波が、二〇二一年四月には第四波が、七月には第五波が来た。これから悪化する説は、二〇二〇年の末には真実となった。

†二〇二〇年八月の安寧

交差免疫説が現れた後、七月初めから感染者数は増加していった。八月初旬には四月のピークの二・五倍の感染者数が見られた。これはコロナの第二波と言われている。ところが、七月二二日には東京を除外してだが、旅行に補助金を出すというＧｏＴｏトラベル政策（第8章2で説明）が始まった。しかし、なんら対策を取らなかったにもかかわらず、八月中旬から、感染者数は横ばいとなり、それが九月末まで続いた。ところが、一〇月一日、ＧｏＴｏトラベルに東京も補助対象にするとともに感染者数が増加し始めた。

なぜ、対策を行っていないにもかかわらず、九月末まで感染者数は低下したのだろうか。実は他の先進国を見ても、アメリカ以外の感染者数は落ち着いていた。コロナウイルスは暑さに弱いのだろうか。しかし、季節が逆のオーストラリアでも八月に増大しその後減少している（図1－2参照）。

本来この期間、五月二五日の緊急事態宣言解除からは、次に来る第三波に備えて、コロナ対応医療体制の拡充など、準備の期間にすべきだった。しかし、ほとんど何もしないまに二〇二〇年末の第三波を迎えた。

4 コロナ感染症と経済成果

†先進国との経済回復率比較

コロナ感染症は当然に経済に打撃を与えるわけだが、日本はどの程度の打撃を受けたのだろうか、それは他の先進国と比べてどの程度だったのだろうか。図1－3は、二〇一九年四－六月期を一〇〇として、主要先進国の実質GDPを示したものである。一九年一〇－一二月期を一〇〇としなかったのは、日本の場合一九年一〇月に八％から一〇％への消費税増税があり、一〇－一二月期はこれによってGDPが縮小しており、これを基準とするとその後の反動増で日本のパフォーマンスがよく見えてしまうからである。

図を見ると、わずかな差であるが、日本は七カ国の中で真ん中の四番目である。コロナの落ち込みもさることながら、それ以前からの日本の停滞が目立っている。ここで感染者

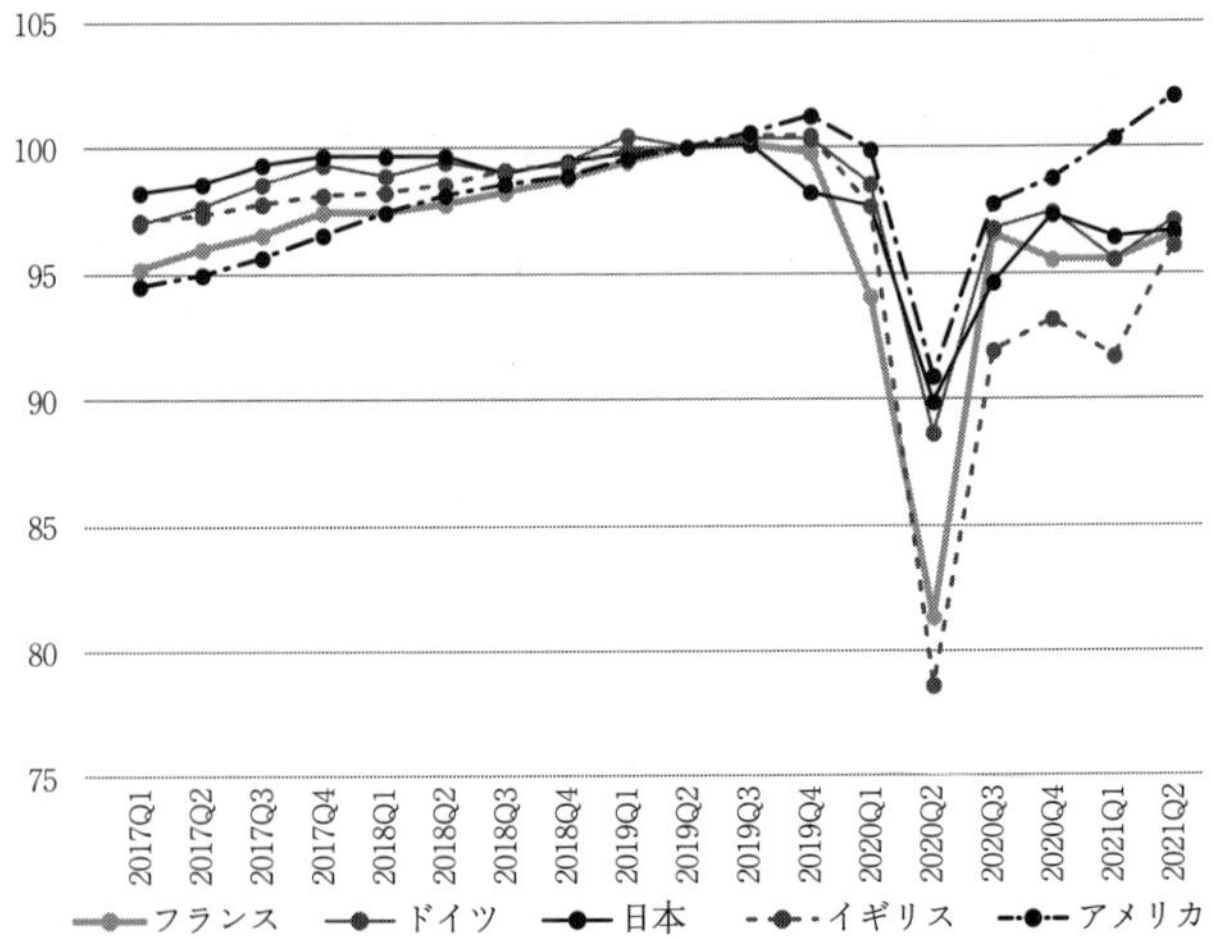

図 1-3　主要先進国の実質 GDP（2019 年 4－6 月期＝100）
（出所）IMF, International Financial Statitics. US Bureau of Economic Analysis, Gross Domestic Product
（注）2019 年 4－6 月期に比べて最新時点の 4 半期実質 GDP の比は、カナダ 0.983、フランス 0.964、ドイツ 0.967、イタリア 0.958、日本 0.966、イギリス 0.956、アメリカ 1.008。

の多いアメリカの経済回復率が高くなっており、感染者と経済回復の関係は明らかではない。これについては第8章5でも再度論じる。

図1－4でアジア太平洋の先進国の中で比べると、他の国が二〇一九年のピークを回復する中で、日本は最低のレベルにある。

†本章のまとめ

全体として、日本は主要先進国の中ではコロナ感染症の影響を抑え、経済成果はわずかの差で四位を維持していたが、アジ

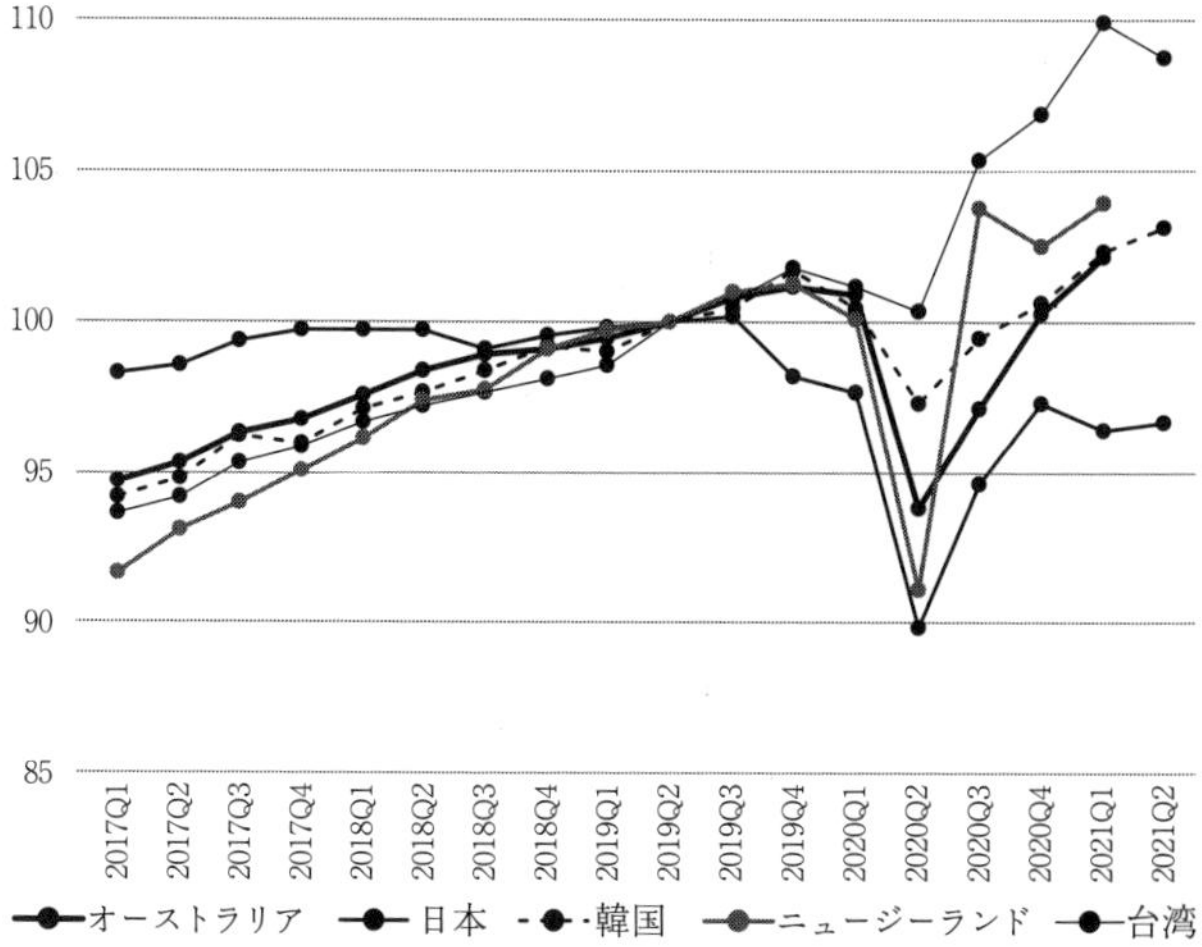

図 1-4　アジア太平洋先進国の実質 GDP（2019 年 4−6 月期＝100）
（出所）IMF, International Financial Statitics. National Statistics, Republic of China（Taiwan）
（注）2019 年のピークに比べて最新時点の 4 半期実質 GDP の比は、オーストラリア 1.009、韓国 1.014、ニュージーランド 1.026、台湾 106.8。

ア太平洋の先進国の中では最低のレベルにあった。感染者を抑えることができなかっただけでなく経済成果も悪かった。

新型コロナ感染症を抑えるだけなら経済や人々の自由を犠牲にすればよい（感染症と経済の関係は第7章と第8章で論ずる）。しかし、人々が望んでいるのは、経済や自由をあまり犠牲にしないでコロナの災厄を抑えてほしいということだろう。その両方の面で、日本は成功したとは言えない。

なぜそうなのだろうか。次章より、個々の政策について何が問題だったのかを明らかにしたい。

注

(1) 例えば、野嶋剛『なぜ台湾は新型コロナウイルスを防げたのか』扶桑社新書、二〇二〇年七月、藤重太「域内感染「ほぼゼロ」の台湾にみる、正しいコロナ対策」ダイヤモンドオンライン、二〇二一年一月一九日、など。

(2) 超過死亡はOurWorldinDataがthe Human Mortality Database (HMD) Short-term Mortality Fluctuations project and the World Mortality Dataset (WMD) から引用している。日本の国立感染症研究所「我が国における超過死亡数および過少死亡数」は異なる数値を推計している。

(3) 「ロサンジェルスやイスラエルやコロンビアで医者のストライキで仕事が止まると死亡率が大幅に下がる」と報告されている (スティーヴン・D・レヴィット+スティーヴン・J・ダブナー著、望月衛訳『超ヤバい経済学』東洋経済新報社、二〇一〇年、一〇三頁)。患者が医者に行かなくなっても同じことが起きるだろう。

(4) 高橋清孝「国会でロックダウン審議を」『文藝春秋』二〇二一年一〇月号。

(5) 「入国後の誓約不履行、一日三〇〇人」共同通信、二〇二一年五月一日。

(6) 「ロイター記者、待機期間のパーティー参加でコロナ変異株が感染拡大」文春オンライン、二〇二一年二月九日。

(7) 村上尚己「五輪後の日本株は意外にも上昇する可能性がある　菅政権が注力すべきシンプルな「二つの課題」」東洋経済オンライン、二〇二一年七月二三日。

(8) 「ラムダ株を空港検疫で初めて確認　感染力などは不明」朝日新聞DIGITAL、二〇二一年八月六日。「「ラムダ株」国内初確認は五輪関係者 ペルーから入国」朝日新聞DIGITAL、二〇二一年八月一六日。

(9)「新型コロナ変異株3種の新規感染者九七人 累計六三二人」韓国聯合ニュース、二〇二一年五月四日。

(10)「The Economist 中国でもデルタ型、世界揺さぶる」日本経済新聞、二〇二一年八月二四日。

(11)アジア・パシフィック・イニシアティブ『新型コロナ対応・民間臨時調査会 調査・検証報告書』第1章(ディスカバー・トゥエンティワン、二〇二〇年)による。

(12)「第二波は来ない〜科学的エビデンスに基づく新型コロナウイルスに対する知見〜奥村康順天堂大学特任教授、上久保靖彦京都大学特定教授による見解と緊急提言」合同会社SIBA、二〇二〇年七月二六日(https://prtimes.jp/main/html/rd/p/000000001.000061859.html)。

第2章 感染症対策専門家会議と政府の関係

政府は、初期には新型コロナウイルス感染症対策専門家会議を前面に押し出して、すべての政策を専門家会議が決めているかのような印象を与えた。これに対し、政府部内からも専門家会議内部からも疑問の声が上がった。

感染症専門家としては、経済を犠牲にしても感染者を抑える政策を打ち出すのが当然であるが、経済が悪化しても人は死ぬ。政府としては総合的な観点から対応をしなければならない。また、医療体制の拡充、ワクチン・治療方法の開発など総合的に対応しなければならない。

さらに、人との接触を避けるのは手段であって、目的はウイルスとの接触を避けることである。すると、政府としては、人との接触をあまり落とさず、ウイルスとの接触を避ける手段を考えなければいけない。感染源を特定化して感染者を隔離し、それ以外の人との接触は、3密を避ける（後述）、マスクの着用などコストのあまりかからない接触削減策もあるが、緊急事態宣言のように多大なコストを要する政策もある。政府と感染症専門家との関係はどうあるべきだったのか。

1　新型コロナウイルス感染症対策専門家会議の設置

†政府の「基本方針」と専門家会議の「見解」

政府は、二〇二〇年二月一四日、新型コロナウイルス感染症対策専門家会議（座長は脇田隆字《たかじ》・国立感染症研究所所長、副座長は尾《お》身《み》茂《しげる》・独立行政法人地域医療機能推進機構理事長）を設置し、一六日に第一回会合を開いた。二五日には、新型コロナウイルス感染症政府対策推進本部（本部長＝内閣総理大臣、副本部長＝内閣官房長官、厚生労働大臣、関係大臣、すべての大臣）が、「新型コロナウイルス感染症対策の基本方針」を決定した。同日、厚労省対策本部事務局に「クラスター対策班」を設置した（クラスター対策については第3章参照）。そして、専門家会議と本部が、それぞれ、「新型コロナウイルス感染症対策の基本方針　二〇二〇年二月二五日　新型コロナウイルス感染症対策本部（政府対策推進本部）決定」と「新型コロナウイルス感染症対策の基本方針の具体化に向けた見解　二〇二〇年二月二四日　新型コロナウイルス感染症対策専門家会議」を発表した。何が違うのか。

どちらも、〝新型コロナウイルス感染症が、飛沫、接触感染であることから、人との接触を避けよ、発熱のある時は人にうつさないように外出するな、クラスター対策により濃厚接触者を追う。PCR検査はするな（第3章で説明するスンナ派の哲学が説明されている）〟と書いてある。政府の基本方針には、さらに〝水際対策をしっかりする。マスク、消毒薬などの供給体制を整える〟と政府のすべきことも書いてある。しかし、具体的な手段も量的な指標も期限も書いていないので、いわばお題目を書いただけの文書である。

一方、専門家会議の見解は、もっぱら〝クラスター対策をしているからPCR検査を求めるな〟の他は、国民への自粛のお願いである。お願いのスタイルで何が違うかと言えば、「基本方針」は平板な文章であるのに対し、「見解」には危機感があるということである。

それは、

> 感染の拡大のスピードを抑制することは可能だと考えられます。そのためには、これから1－2週間が急速な拡大に進むか、収束できるかの瀬戸際となります。仮に感染の拡大が急速に進むと、患者数の爆発的な増加、医療従事者への感染リスクの増大、医療提供体制の破綻が起こりかねず、社会・経済活動の混乱なども深刻化する恐れがありま

す。

これからとるべき対策の最大の目標は、感染の拡大のスピードを抑制し、可能な限り重症者の発生と死亡数を減らすことです。

……

このウイルスの特徴として、現在、感染を拡大させるリスクが高いのは、対面で人と人との距離が近い接触（互いに手を伸ばしたら届く距離）が、会話などで一定時間以上続き、多くの人々との間で交わされる環境だと考えられます。我々が最も懸念していることは、こうした環境での感染を通じ、一人の人から多数の人に感染するような事態が、様々な場所で、続けて起きることです。

などという表現に明らかである。当然ながら、注目されたのは「見解」である。

また、様々な機会に尾身副座長（座長は脇田隆字氏で、尾身氏が副座長であるのも奇妙な気がした）が、コロナ関連の総理の記者会見に同席するなど、専門家会議が前面に出て感染症対策を決定しているように見えた。二〇二〇年四月七日の緊急事態宣言以来、総理が対策を説明する際には、専門家会議の尾身茂副座長が同席し、総理の横に立って控えていた。専門的説明になると、総理の代わりに答えることも多かった。このようなことから、専門家会議が感染症対策を決めているのではないか、あるいは、前面に出すぎているのではないか、という議論も後に出ることになる。しかし、専門家に打診されずに実行された政策もある。

†一斉休校とアベノマスク――専門家会議との齟齬

二〇二〇年二月二七日、政府は、三月二日からの小中高等学校等に一斉休校を要請した。また、マスク不足に鑑み、国民全員にマスクを配布することを決定した。いわゆる、アベノマスクの配布である。

一斉休校に関し、政府の専門家会議の委員で、感染症と公衆衛生の専門家である岡部信彦・川崎市健康安全研究所長は、専門家会議で検討されていないと証言している。また、岡部所長は、インフルエンザやはしかでも学級閉鎖はするのだから、効果がまったくないことはないが、コロナ感染症が子どもに感染しにくいことを考えても（第6章で説明するデルタ株以前の話）、一斉に休校する必要はないと指摘している。確かに、感染が確認された地域で個別にすればよい話だ。また、共働きが多くなっている状況で、生徒の父母の仕事をどうするのかという問題もある。「病院で医療に関わる女性は多い。子どもを預けながら働いている人のことを考えなければ、医療の縮小につながる。実は〇九年の新型インフルエンザの時も、学校閉鎖の時には医療機関に勤めている人の子どもが優先的に保育園や学童保育などを使えるように決めていました。」と語っている。(1)

また、昔、小学校の給食室で見たような時代遅れのアベノマスクはからかいの対象となった。そもそも、マスクが全世帯に届いたのは二〇二〇年六月になってからで、その間に、様々な手作りやアパレルのしゃれたマスクが登場し、安倍首相以外に、着ける人を見なくなった。安倍首相も二〇二〇年八月一日、アベノマスクを外して鼻から顎まで覆うタイプのマスクに替えた。(2)

アベノマスクの効果は皆無ではないだろう。しかし、その効果の程度に関して何の検討もなく、いきなり決定されたように見える。なぜ、そのような政策が行われたのだろうか。

†目に見えるコストは低い

その理由は、コストが低いと思えたからだろう。イベントの自粛、劇場、飲食店の閉鎖、旅行の禁止は、閉鎖を求められる産業に対して大変な負担がかかる。これらの産業の死活問題になるのだから大反対の声が上がる。多少の休業補償をすることは覚悟できても、完全に補償すれば数十兆円の財政支出が必要だろう。実際に、七七兆円の支出となったが(第8章参照)、この時点で七七兆円支出の覚悟はできていなかっただろう。

学校は、事前に授業料を取り（公立の場合には事前に予算措置がなされており）、閉鎖しても授業料を返すわけではない。学校が文句を言っても、潰れるわけではないのだから、文句の程度もたかが知れている。

しかし、学校は子どもに教えるという有益な仕事をしている。それをしないコストはあまり考えていないようだ。小学校から大学までのリモート授業を、教育の強制的なデジタル化を契機に社会のデジタル化を進めるチャンスなどと積極的に捉える議論もあったが[3]、そう楽観的に考えてよいのだろうか。小学校でリモート授業をすれば、親が子供の勉強を見る家庭とそうでない家庭の子どもの学力格差を生むだろう。リモートでなくてもそうだと言われればその通りだが、生身の教師が教える場合より、さらに格差を拡大するだろう。

私は、この年の子どもたちの間で学力格差が拡大したかどうかは重要な研究テーマだと思うのだが、文部科学省がそのような研究をすることに懐疑的である。格差を拡大したという研究結果が出ては困るからだ。二〇二一年五月に全国学力テストが実施され、休校と学力、リモート授業と学力の関係を詳細に研究するチャンスだと思ったのだが、ごく大雑把な結果が二〇二一年八月三一日に公表されただけだった[4]。

マスクも安い手段と思われたのだろう。費用は二六〇億円といわれ、二〇二一年六月二〇日ごろ全戸に配布された。野党からは無駄遣いと言われたが、その後のコロナ対策予算

（第5章、第8章参照）に比べればわずかである。[5] 政治の考える費用対効果の感覚は、一般の人が考える感覚からは離れている。

二〇二〇年二月には、マスクばかりでなく、感染を避ける防護服、消毒薬なども不足し、不足が解消するのに五月末までかかった。[6] ほとんどが中国からの輸入品なのだから、中国が輸出を抑えればどうにもならない。国内で増産するにしても新たに製造設備を作るまでに時間がかかり、設備を購入してマスクを増産したとして需給が平常に戻れば過剰設備を抱えることになる。設備費を賄うために高額で販売すれば社会的指弾を受けることになるだろう。政府が、しばらく異常に高くなるのはやむを得ないと国民を説得するか、設備投資の費用を補助するか、在庫として大量に購入するかを約束するしかない。実際に、設備費の補助（経済産業省「マスク生産設備導入に係る補助事業」など）と在庫としての大量購入の約束がなされた。

†3密（密閉、密集、密接）対策

二〇二〇年三月九日、専門家会議が「3密」回避を呼びかけた。密閉、密集、密接を避けよということである。これに依れば、「これまでに明らかになったデータから、集団感染しやすい場所や場面を避けるという行動によって、急速な感染拡大を防げる可能性が、より確実な知見となってきました。これまで集団感染が確認された場に共通するのは、①換気の悪い密閉空間、②多くの人が密集、③近距離（互いに手を伸ばしたら届く距離）での会話や発声（密接）という三つの条件が同時に重なった場です。……そのため、市民のみなさまは、これらの三つの条件ができるだけ同時に揃《そろ》う場所や場面を予測し、避ける行動をとってください」（新型コロナウイルス感染症対策専門家会議「新型コロナウイルス感染症対策の見解」二〇二〇年三月九日）。

これは3密という覚えやすい標語となって人々に理解された。3密論は、その前の、屋形船での新年会で集団感染が起きたというニュースとともに広く理解された(7)。冬の屋形船なら窓も開けず密閉空間で3密になると容易に理解される。この具体的イメージも3密論を広く理解させただろう。

ただし、この時点では、3密が同時に重なった場とされていたが、二〇二一年六月から、1密でも感染しうるとなった(8)。1密でも飛沫が飛び交う空間になればそうなるだろう。さらに、二一年八月から、空気感染するのではないかという議論も盛んになった。空気感染とは、感染した飛沫が長い間空気中を漂い感染するというものである。どのくらい長距離かは決着がついていないようだが、3密がそれほど密でなくても感染するので、ウイルス飛沫の透過しにくい不織布マスクや換気がより重要になるということである(9)。

2 SIRモデルと四〇万人死亡説――「八割おじさん」西浦教授

†「接触八割削減」

感染症が専門で国のクラスター対策班のメンバーでもある北海道大学の西浦博教授（二〇二〇年八月より京都大学教授）が、二〇二〇年四月三日、コロナ感染症を抑えるためには人と人との接触を八割削減すべきだというシミュレーション結果を発表した。西浦教授は「今のような外出自粛のお願いだけでは接触は二割ほどしか減らせず、八割削減するにはヨーロッパに近い外出制限が必要になり、国や自治体は早急に対策を打ち出すべきだ。ただ社会への影響を抑えるため医療や公共交通機関、それに物流を滞らせないような取り組みも不可欠だ。そして国民一人一人も慌てずにできることの準備を進めてほしい」と主張した。(10)

西浦教授はまた四月一五日、「新型コロナウイルスの流行対策を何もしないと、国内での重篤患者数が約八五万人に上る。また、重篤患者のうちほぼ半数の四〇万人以上が死亡する」と予測した。(11)

この八割削減という数字を捉えて、西浦教授は「八割おじさん」と言われるようになった。この八割という数字と三月二九日に、タレントの志村けん氏が、新型コロナ感染で肺炎を起こして死亡したことが、国民にとって大きな事件だったろう。これによって、自粛もやむを得ないという気分が国民に生まれたのではないか。

結局、死者は二〇二一年一〇月三一日時点で一・八万人であるから、西浦予測は外れたと非難する人々がいるが、これは、何もしないとそうなるという話で、そうならないように政府の政策発動が必要であり、また、それほど恐ろしい事態が起きるなら、人々が人と接触するような行動を控えて起こさないようにするだろう（むしろ「して下さい」と言っているに過ぎない）。学者は危機を煽るべきではないと批判するのは勝手だが、四〇万人も死亡していないと批判するのは的外れである。

コラム1　SIRモデルは予測には役立たないがワクチンの効果は推測できる

西浦教授の予測は、感染症のSIRモデルで予測しているとするもののうち最も話題になったものである。

ただし、SIRモデルとは、予測には役に立たないモデルである。SIRモデルとは、ウイルスの感染力によって、感染者が指数関数的に増加するが、感染者数が増えるほどウイルスの感染力が低下するというモデルである。(12)

なぜそうなるかと言えば、感染して免疫力を持った人は、基本的には再び感染することはないからである。感染者に接触する人が免疫を持っていればそこで感染が抑制される。しかし、感染者が多少増えたぐらいでは、ウイルスの指数関数的な感染力はほとんど弱まらない。弱まるためには、感染者が例えば人口の五〇％という数字にならなければならない。人口の半分が感染してもう感染しないとすれば、ウイルスは残りの半分の人口にしかうつすことができないので、感染力は半分になったことになる。一人の患者が二人の人にうつす力のあるウイルスであれば、感染者が人口の半分になれば一人の人にしかうつせないことになる。ここで3密対策やマスク着用などで少しでも感染力を弱めることができれば、一人の患者がうつす人数は一を割り、長期的に感染者数はゼロに近づいていく。このような状況になることを集団免疫を獲得したという。

しかし、日本の人口の約半分の六〇〇〇万人が感染すれば、その二％の人が死亡するとして一二〇万人が死亡するということだから、到底あり得ないことである。すなわち、SIRモデルは患者数が小さければ指数関数的に増えるだけのモデルで、指数関数以上の情報を与えるわけではない。SIRモデルの予測とは、指数関数の一日当たりの増加率を過去の数字を見ながら適宜操作しているものにすぎない。指数関数の恐ろしさは、新規感染者数が急激に増えるということである。

例えば、二〇二〇年九月には感染者数が落ち着いていたがその後二〇二一年一月まで増加し、一月七日には非常事態宣言が発出された。九月の落ち着いていた一週間（九月二一日－二七日）の一日四三四人が二〇二一年一月最初の一週間（二〇二一年一月一日－七日）には一日平均四四九七人まで増加した。一〇一日間で一〇・四倍、毎日二・三四％ずつ増加した。

一日二・三四％ずつ感染者が増加していくとすると、一〇〇〇人の感染者が一万人になるまで一〇一日かかるが、一万人が二万人になるまで三〇日しかかからない。一万人の病床を用意するのに一〇一日かけられるが、あと一万を増やすのは三〇日間でしなければならないということである。すなわち、単に指数関数でも早めの対応が必要ということが理解できる。

おそらく、このことが理解され、二〇二一年初めからの感染者数の予測は、SIRモデルに依らず、過去数週間の増加率が今後も続いていくとすれば一月後には恐ろしい数字になる。だから、現在強力な人流抑制の施策を採らないといけないという単純な議論になった（例えば、NHKは「二〇二一年七月二九日、専門家がシミュレーションしたところ、今のペースで感染が拡大し続けた場合、新規感染者の数は約二週間後の八月中旬には一日五〇〇〇人を超えるという結果となりました」と報道している[13]）。

しかし、SIRモデルは、ワクチンの効果を推定するには強力なモデルである。ワクチンを完全接種した人口を、すでに感染して免疫を持った人口に置き換えることができるからだ。ただしワクチンで有効に免疫を得られる比率を考慮しないといけない。ファイザーとモデルナのワクチンであれば接種した人の数に〇・九を、アストラゼネカであれば〇・七を、中国製であれば〇・五を乗ずればよい（第6章1参照）。

SIRモデルの感染者数とワクチン接種者×有効率を合計したものが免疫を持った人の数となる。これによって、ワクチンの接種がどれだけ新規感染者を減らすことができるかを予測することができる。

ワクチン接種率が四割を超えた二〇二一年初めからイスラエル、イギリス、アメリカで感染者数が減少したが、その後再び感染者数が増加しているのは、デルタ株の感染力が強い（一人の感染者が何人にうつすかという再生産数が高い）ことと、デルタ株の感染力の強さを考慮せず感染防止策を弱めたからだろう（第6章1参照）。
多くの専門家が、SIRモデルは予測のために役に立たないが、ワクチンの効果を推定するためにこそ必要だと指摘しないのは不思議である。

3 「新型コロナウイルス感染症対策の状況分析・提言」

†専門家会議の提言

緊急事態宣言が解除された後の二〇二〇年五月二九日に、新型コロナウイルスの対策の政府の専門家会議が、「新型コロナウイルス感染症対策の状況分析・提言」を提出している。(14)

この提言は、いくつか重要なポイントを突いている。何よりも、「次なる波」への備えを求めていることだ。確かに、緊急事態宣言後、感染者は急速に減少し、五月二七日までの一週間の新たな感染者は全国で二二二八人と、ピークであった六週間前（四月九日〜一五日）の三八八二人のおよそ一七分の一となった。しかし、ウイルスが消滅したわけではなく、日本に潜んでいるか、海外から流入することによって再び感染拡大の恐れがある。このことを海外の事例を入れて具体的に論じていることで、単なる可能性ではなく喫緊の課題であると印象づけている。専門家会議の提言のポイントを要約する。

専門家会議の提言のポイント（要約）

○二〇二〇年三月下旬から生じた急激な感染拡大は、市民の協力により、爆発的な感染拡大を免れた。……諸外国では行動制限が解除されたあとに感染の再拡大が起きた例も複数報告されている。「次なる波」に備え、検査体制や医療提供体制を強化していく必要がある。

感染が小康状態であっても、これまで一〇〇人から一四〇人規模のクラスター（集団感染）が複数発生したことを踏まえて、同じような規模のクラスターが突然発生することを想定して常に備えるべき。

医療提供体制の逼迫を予防するために、緊急事態宣言とは別に都道府県ごとに「メディカル・アラート」を出すことを検討すべき。

○クラスター（集団感染）の発生を防ぐための対策の強化を。
諸外国、日本で院内感染や施設内での感染が各地で発生した。
○緊急事態宣言が解除されたいま、市民生活での留意点は――
「『3密』の回避」「人と人との距離の確保」「マスクの着用」「手洗い」などの基本的な感染症対策の徹底。

観光は、まずは県内など近隣のエリアで。

これまでにクラスターが発生した場については、施設側での感染防止対策が適切に行われているか充分に確認するとともに、利用する一人ひとりが感染防止対策を徹底。
○今後の海外との往来は――
三月中旬からの日本国内での感染拡大のきっかけは、ヨーロッパなどで感染した人たちの国内への流入だったことが、ウイルスの遺伝子解析で明らかに。水際対策の見直しには慎重な対応。

提言の強さと弱さ

二〇二〇年五月の時点で、新型コロナ感染症の問題は解決していないという視点は貴重なものだが、検査体制や医療体制（重症患者の施設整備）、治療法、ワクチンの提案は具体性に乏しいものだった。治療法・治療薬、ワクチンへの提案は提言の二三頁の表にあるだけである。重症患者への言及は重症率が低下していること、重症者に必要な人工呼吸器、ECMO《エクモ》についても一二頁の図で言及されているだけとなっている。限られた医療資源をどのように動員するかという問題をもっと考えていてもよかったのではないか。

検査体制の強化を提言していることで、第3章で述べるPCR検査「シーヤ派」と「スンナ派」の論争はここで決着している（ただし、クラスター対策は、感染の初期には一定の効果があったと判断している（同提言の「補論　我が国のクラスター対策について」）。確かに、感染源と感染者を追うことができれば効果はあるだろう）。「感染経路が分からない人の割合などを継続的に注視する必要がある。」とは歯切れが悪いが、感染経路不明者が増えればクラスター対策での隔離はできないことを認めたものだろう。もちろん、その前に、感染者が増えれば感染経路を追うことが不可能になり、結果として感染経路不明者が増えるということである。

ワクチンや治療法・治療薬や医療供給体制の拡大については積極的ではなかった。ただし、これは感染症専門家の問題というより、より広く問題を捉えるべき厚生労働省の責任である。厚労省はなぜ半身なのだろうか。その後のことになるが、海外のワクチン開発の成功で、コロナ感染症は劇的に変わる（感染力の強いデルタ株の登場でそこまでは言えるか分からなくなったが）。ワクチンがなければ、緊急事態宣言で感染者減少、解除で増加のサイクルの繰り返しを続けるしかない。これほど大きな効果のあるものに消極的だったのはなぜだろうか。ワクチンの治験が遅れたことによって認可が遅れ、接種も遅れた（第6章参照）。海外で治験しているときに、同時に日本も治験することがなぜできなかったのだろうか。治療薬においてもそうである。ただし、感染者の八割が軽症のまま回復するという病気の治療効果を確認するのが難しいのは分かる。九割が治る薬でも、偶然に過ぎないことがあるからだ。ワクチンや薬の効果に懐疑的であったなら、次なる波を拡大しかねない、GoToトラベル、GoToイートを阻止し、医療体制の整備をすることが必要だったはずである。この提言の最重要なメッセージは「次なる波」がある、ということであったにもかかわらずである。

4　専門家会議が前面に出すぎ

†尾身氏の「前のめり」の発信

二〇二〇年六月二四日、西村康稔《やすとし》コロナ担当相が、専門家会議を廃止し、関係閣僚会議の下にあらたに「新型コロナウイルス感染症対策分科会」を設立することを発表した。同日午後に日本記者クラブで専門家会議の座長、脇田隆字・国立感染症研究所所長が、同会議の情報発信が「前のめり」になったと発言した(15)。前面に出ていた尾身茂氏は副座長であるので、これも不思議なことだが、尾身氏はこの分科会の座長となった。

新しい分科会の第一回会合が七月六日に開かれたが、専門家会議の専門家が分科会に入っている。専門家会議は、あくまでも感染症対策の専門家であるが、その提言でなされる緊急事態宣言などの政策は、予算を要し、国民に負担を強いるものだから、当然、政治が決めなければならない。コロナで人は死ぬが、経済の悪化でも人は死ぬ。また、悪化した経済がコロナ対策のコストに耐えられないことも考えられる。政府としては、あくまでも国民の安全と経済の安定の両方を考えて政策を行うべきと考えるのが当然だろう。また逆に、専門家としても、経済悪化の責任を負わされる危険を感じ取ったのではないかと思われる。

あらたに設立された分科会には経済の専門家も入ったが、その後も、方針の説明には尾身会長が前面に出ている。そもそも、前述のように、専門家会議の副座長であった尾身氏が分科会の会長となっている。政治は、尾身氏が「前のめり」で発信することが嫌なのだと思ったら、副座長から会長へと格上げしたことになる。結局のところ、経済の専門家に感染症対策は分からないし、感染症対策の経済コストも結局は分からない。少なくとも、コストや効果について、多くの人が納得できるほどの強い証拠を挙げることはできなかったのだろう。

本書は、感染症やその対策の経済コストを推定する試みだが、政策に用いることができるほどの推定と思わない読者も多いだろう。ただし、私の推定があてにならなくても、もっとあてにならないあてずっぽうで様々な政策は立案され実行されている。また、コストを含めて検討されたら、政府や政治や行政の責任が問題になりかねない。政治は、結局、感染症対策について発信力のある尾身氏を選んだのだろう。尾身氏は、「前のめり」と政府の一部に批判されても、総理の会見に同席することが続いたし、二〇二一年夏の旅行や帰省を自粛するよう呼びかける政府広報のテレビコマーシャルにも登場している。政府が、自粛を呼びかける最高の「顔」と評価したからだろう。

†医務技監は出て来ない

専門家は費用と効果に関する自らの知識で政策を考えるべきだが、役人は権限で仕事をする。しかし、権限があっても前面に出て来ないこともある。厚生労働省は、二〇一七年に、事務次官級の新ポスト「医務技監」を創設した。オンラインの業界誌によれば、「国際標準にこだわる塩崎恭久前厚労相が欧米では公衆衛生部門のトップ級が医師であることなどから創設を求めていた。医療分野を幅広く担当するが、特に保健医療政策の国際展開などで司令塔的な役割を果たすことが期待されている」とのことである。[16]

設立の趣旨からいって、医務技監は公衆衛生、感染症対策の責任者でもあるはずだが影が薄かった。国民が知っているのは尾身茂氏だけだ。SARS、MERSの例はあるが（第3章参照）、日本では（というかほとんどの先進国では）一〇〇年前の「スペイン風邪」以来大規模な感染症が起きたことがないのだから厚労省で医療行政をしてきたからと言って、感染症対策の知見があるわけではない（スペイン風邪については速水融『日本を襲ったスペイン・インフルエンザ――人類とウイルスの第一次世界戦争』藤原書店、二〇〇六年を参照）。世界保健機関（WHO）で感染症対策の経験がある人が感染症学者である。彼らは貧しい国でいかに感染症を防ぐかのプロである。しかし、日本は貧しくもなく、医療資源に乏しいわけでもない。予算と医療資源を動員して感染症対策を行うべきである。その責任者は、医務技監ではないだろうか。[17]

鈴木康裕元医務技監（二〇一七年七月就任、二〇二〇年八月退官）は、雑誌のインタビューで国際医療福祉大学副学長・教授／元厚労省コロナ対策司令官という肩書を使っている。[18] 本人もそう自覚していたわけだ。

厚労省の医系技官募集のパンフレットの二〇一八年版には、「よりよい保健医療の実現を目指して――厚生労働省 医務技監 鈴木康裕」として、「保健医療分野の重要施策を一元的に推進するために統括的役割として、事務次官級の医務技監が創設されました。ヒトゲノム解析や人工知能等をはじめとして、近年の保健医療分野における技術の進歩は著しく、また、その課題は多岐にわたっており、関係部局が連携して迅速に対応していくためのリーダーシップを執り、また、エボラ出血熱の流行等の公衆衛生危機（傍点引用者）や、高齢化対策等の重要性が高まっている国際保健分野において日本が貢献するための中心的役割を担っています。」とある[19]。

二〇二〇年のパンフレットでは、「医療・保健にかかる重要施策を専門的観点から統理する（広辞苑によると統《す》べおさめること、とあるが意味不明である）事務次官級のポストとして、平成二九年度の組織再編で「医務技監」が新設されました。医療技術の革新の保健医療政策への反映を推進すること、国際保健外交で日本が貢献するための中心的機能を果たすこと、国内の健康危機事案に対し、専門的立場から内閣官房と連携して対応すること等がその役割です」と「公衆衛生危機」という言葉が消え、地味な言い回しになっている。とはいえ、コロナは、国内の健康危機事案であるだろうから、感染症学者の視野の狭さに囚われない総合的な対策の指揮を執ってほしいが、何をしているのか、国民には全く見えていない（二〇二一年のパンフレットでは、さすがに新型コロナウイルス感染症対策に明示的に言及している)。

5　指定感染症二類の指定は正しかったのか

†二類指定への批判

厚労省は、二〇二〇年一月二八日、新型コロナウイルス感染症を感染症法上の「二類感染症並み」に指定した。二類の上の一類には、エボラ出血熱、ペスト、マールブルグ病、ラッサ熱などがあるが、二類には急性灰白髄炎（ポリオ）、結核、ジフテリア、SARS《サーズ》、MERS《マーズ》があり、その下の三類にコレラ、細菌性赤痢、腸チフス、パラチフスなどがある。

批判は、新型コロナウイルスの致死率などから見て大げさで、五類の通常のインフルエンザ、クラミジア感染症、梅毒、麻しん（はしか）、黄色ブドウ球菌感染症の分類で十分ではないかというものである。

二類相当に指定されると、PCR検査で感染が判明すると、たとえ無症状でも強制的に入院させることになり、また、PCR検査ができるのは保健所と地方衛生研究所だけとなり、PCR検査数を制限し、病院に負担をかけた。また逆に、病院に入院されては困るので、ＰＣＲ検査をせず、患者を放置するということになったと批判されている。特に、無症状の感染者が周囲にうつすことなどに無防備だったという。[20]
感染症の深刻度を高く認定したがゆえに、法律の示す通りの執行が困難になり、かえって感染症を認定しない（ＰＣＲ検査をしなければ認定しなくてよくなる）という矛盾したことが行われている。できないことを決めてしまったから、運用を誤魔化してできる範囲で仕事をしようということになっているというのである。
もちろん、その後、運用が柔軟になり、自宅やホテルでの療養が可能になり、ＰＣＲ検査も拡大されたが、特に、初期の対応を遅らせたというのである。

†指定水準を落とせばよいのか

以上述べた理由で、行政や医療に負担をかける二類感染症の指定を取りやめて通常のインフルエンザ並みの五類に指定すれば問題は解決するという議論もある。しかし、二〇二一年一月三一日新型コロナ感染症は、そのまま指定感染症二類相当に認定され、二〇二二年一月末まで延長された。

ここからさらに、コロナはたいした病気ではないのだから、緊急事態宣言や蔓延防止措置などによって人々の生活や経済を犠牲にすべきではないという議論もある。[21]二類指定にしても現実にはできないのだから、効果があまり上がっていないのは事実かもしれない。しかし、実際にできる範囲の類に下げれば、感染は今以上に増えないとは言えない。

二類感染症に指定されているがゆえに、検査を指示することができ、濃厚接触者を割り出し、隔離措置が可能になる。それがかなりザルであるとしても、まったく効果がないとは考えられない。また、病床が足りないのは病院が嫌がるからで、保健所が、感染症法の権限をもってしても病院に入院を依頼するからではない。

さらに、コロナはたいした病気でないという主張には疑問がある。確かに、コロナ感染者の八割は軽症のまま回復(五割は無症状)、二割は肺炎症状がひどくなり、五%が人工呼吸器を付けたり、集中治療室に入ることになり、二%が死亡する感染症である(宮坂昌之『新型コロナワクチン　本当の「真実」』講談社現代新書、二〇二一年、一九-二〇頁)。

表2-1は通常のインフルエンザなどと比較したコロナ感染症の感染経路、基本再生産数(一人の患者が何人の人にうつすかという数)、致死率(死亡者÷感染者数)を比較したものである。

日本の累積感染者数は二〇二一年一〇月三一日で一七二万人、累積死者数は一万八二六七人で、コロナの致死率(死亡者÷感染者)は一・一%である。しかしこの一・一%という数字は高齢者優先のワクチン接種が功を奏して高齢者の死者が激減した後のデータも入っ

感染症	主な感染経路	基本再生産数	致死率、%
麻疹（はしか）	飛沫核感染（空気感染）	12～18	0.1－0.2
季節性インフルエンザ	飛沫感染	1～3	0.1
SARS	飛沫感染	2～4	9－16
MERS	飛沫感染	1	30－40
新型コロナ感染症（デルタ株以前）	飛沫感染	2.5～3	2
新型コロナ感染症（デルタ株）	飛沫核感染（空気感染）？	5～9	2

表2-1　コロナ感染症などの感染経路、基本再生産数、致死率
（出所）峰宗太郎・山中浩之『新型コロナとワクチン　知らないと不都合な真実』29頁、日経BP、2020年。「コロナ「空気感染」対策を」日本経済新聞2021年9月16日、など。

た数字である。通常の治療以外は何もしないという前提で考えれば致死率をワクチンの効果が表れる以前の二％と考えるべきである。日本の感染者、死者がドイツ並みであれば、感染者は六五二万人、死者は一四万人となる（表1－1から計算）。日本で毎年一三七万人死亡している（厚生労働省「人口動態統計」（二〇二〇年）によると年に一三七万二七五五人死亡）ことを考えればたいしたことはないと言えるだろうか。しかも、ドイツにおいても様々な対策を採った上での感染者、死者である。何もしなかったらという数値ではない。

さらに、コロナの感染力はデルタ株以前においても高く、緊急事態宣言などの処置を取らなければ、感染者が増加したことは明らかである。ちなみに、前述のように、毎日二・三四％ずつ増加するとしよう。二〇二一年一月八日にはそれ以前の一週間（一月一日‐七日）の平均で四四九七人の感染者数で緊急事態宣言が発出されたが、何もしていなければオリンピックの最中の八月の最初の7日間平均の感染者数は、一月一日‐七日の平均感染者数の四四九七人×一・〇二三四の二四〇乗（八カ月の日数）＝一一六万人となる。累積すると五〇四七万人が感染しているので、その二％、一〇一万人が死亡する。これはとんでもない疾病である。ただし、累積すると五〇四七万人、日本の人口一億二六〇〇万人のうち四〇％が感染しているので、本章コラム1で述べたメカニズムにより、感染者数の増加は収まっていくだろう。

すなわち、緊急事態宣言などの政策がそれなりの効果を発揮したからこそ、感染者がたいしたことはないかもしれない程度に収まっているのであって、何も対策を打たなければ大変なことになってしまっていただろう。この対策の中には、八割おじさん西村博教授の警告も含まれていただろう。

以上の私の議論に対して、致死率二％は命の尽きようとする高齢者の死が多く含まれているのであって、そのような高齢者はコロナではなくてもインフルエンザなどでも死亡している。本当の致死率はもっと低いという議論もある。

緩和ケア萬田診療所院長の萬田緑平《まんだりょくへい》氏は、「未成年の死者はゼロ（これは二〇二一年二月二四日のデータで、二〇二一年一〇月二五日では三名）で高齢になるほど亡くなる人が増えている」

「体力の衰えた高齢者に人工呼吸管理をしたことはなかった。サイトカインストームだ、血栓症だと言っているが、それは亡くなりそうな高齢者の特徴です」（一部省略）と指摘している。[22] たしかに、コロナでの死亡者のうち六五％が八〇歳以上である（ワクチン接種による高齢者の死亡者減少の影響を除外するために、萬田氏の示している二〇二一年二月二四日のデータを用いている）。すると、コロナの致死率は高齢者を除外して三分の一程度に解釈すべきだということになる。

そのように考えるべきか私には判断できないが、これは死生観の問題でもある。死生観の問題を議論しようとは思わないが、日本は親族の死について、薬石効なく永眠したと説明する文化である。いずれ命の尽きようとしている人が死亡したとは割り切れないだろう。さらに、そのような死生観に基づくなら、二カ月の延命効果しかない抗癌剤や苦しみを増す可能性のある延命治療についても普段から考えておくべきだろう。

6 東京オリンピック開催

東京オリンピック・パラリンピック（以下、オリンピックと書く）の開催は、政府と専門家の関係を考える上で貴重な題材を提供してくれた。

オリンピックとは、世界中の人々が集まって自国の選手を声援したり、素晴らしいプレーを賞讃したりするものである。集まるな、というのが感染症対策の基本なのだから、本来、感染症対策と矛盾する。しかし、オリンピックの開催は国際的な約束なのだから、政府としてはよほどのことがない限り、やらないわけにはいかない。また、日本の感染者数は、人口比で見て他のオリンピック参加国の一〇分の一のレベルである。

日本は、無観客試合にして、オリンピック関係者を隔離、検査によって感染者を早期発見して隔離することで、オリンピックを開催した。結果、感染者は最小限に抑えられた。

†尾身の乱

オリンピックは二〇二一年七月二三日から始まることになっていたが、コロナにどう対応するのかがなかなか決まらなかった。海外からの観客は入れないことが、政府、東京都、大会組織委員会、国際オリンピック委員会（IOC）、国際パラリンピック委員会（IPC）の五者の代表者協議により、三月二〇日に決定されたが、それでも人は来る。感染して発症するまでの二週間はおろか数日も隔離できない。わがままな賓客やスター選手や、いうことを聞かないマスコミとか、面倒な人がたくさん来る。PCR検査や抗原検査で隔離するというのだが、感染症学者はPCR検査など、人にうつすようになって初めて分かるのだから無意味だと言っていた（第3章参照）。

感染症学者が、ここで何も言わないのは無責任だと思っていたら、政府の新型コロナウイルス感染症対策分科会の尾身茂会長が、六月三日参議院の厚生労働委員会で「開催すれば国内の感染、医療の状況に必ず影響を起こす」と発言し、六月一八日には同分科会の有志の提言をまとめた。(23) これを「尾身の乱」などと揶揄する人もいたが、(24) 専門家として尾身氏は当然のことをしたまでだと私は思う。

オリンピックをするかしないかは政治が決めることだが、オリンピックで感染が広がるのか、それをどう避けるのかを提言するのが専門家だ。もちろん、すべての外出を止めれば感染は広がらないが、そうすれば経済が止まって自殺者もうつ病患者も増加してしまう。オリンピックで勇気をもらう人もいるだろう。政治家は総合的に判断するもので、その判断を専門家がくつがえすことはできない。しかし、専門家が政治家の総合的判断が正しいとお墨付きを与える必要はない。政治は、感染者を最小限にするためにできるだけのことをして、オリンピックにそれ以上の価値があると判断すれば開催すればよい。その判断が正しかったかどうかは、最終的には国民が選挙で決めることである。

†尾身提案は国内感染を重視

尾身氏は、政府や医者などには多少の遠慮があるようだが、オリンピック委員会などは遠慮すべき対象とも思っていない。発言しなければ専門家として無責任だから、その矜持をもって発言したのだろう。尾身氏は一九九〇年から二〇年にわたってWHOに勤務し、西太平洋地域からポリオを根絶させ、その功績で西太平洋地域事務局長に就任した。二〇〇六年、WHO事務局長の候補者に日本政府から擁立されたが、中国が推薦した候補（テドロス局長の前任）に敗北した人である。敗北したのは日本の「押し」が中国より弱かったからで、これは仕方がない。

WHOは、東京五輪の観客上限、新型コロナウイルスの検査や換気の方法、リスク管理について、大会組織委員会やIOCに助言しているとのことである。[25]尾身氏として、WHOの友人にも、言うべきことを言ったという姿を見せなければ立つ瀬がない。

尾身氏は、その後、八月二四日からのパラリンピックに、トーマス・バッハ国際オリンピック委員会会長が二三日、再来日にしたことについても二五日の衆院厚生労働委員会で、IOCのバッハ会長が再来日したことについて「なんでわざわざ来るのか。常識で判断できるはずだ」と批判した。[26]

話を戻すと、六月一八日の尾身提案は、海外からの変異株を避けることより、国内のウイルスの再拡大の抑止に重点を置いている。尾身氏は、「オリンピックの開催にかかわらず変異ウイルスの影響などで感染が拡大する可能性があり、そこに大会の開催が加わることで、人の流れが増え、感染がさらに拡大し医療がひっ迫するおそれがある」と述べている。つまり、オリンピック関係者の入国よりも、観客が集まることが問題で、「無観客開催が望ましい」ということである。(27)

これは、日本オリンピック組織委員会の、オリンピック関係者からの感染者は一日七・七人、入院者数はピーク時で一一・七人、軽症や無症状による宿泊療養者数は五七・六人という分析を受け入れていることなのだろう。(28)

結局のところ二〇二一年七月八日、政府、東京都、大会組織委員会、IOC、IPCの五者は八日、四度目の緊急事態宣言が出る都内およびまん延防止等重点措置が適用されている神奈川、千葉、埼玉の会場の無観客を決定した。さらにこれらの措置の適用がない県のいくつかにおいても無観客が決定された。

†不思議な「著者なし、論文なし」分析

「オリンピック関係者からの感染者は一日七・七人」という分析もそうなのだが、「文部

科学省は六日、スーパーコンピューター「富岳《ふがく》」を使い、国立競技場（東京都新宿区）に観客一万人を入れた場合の新型コロナウイルスの感染リスクを解析した結果を発表した」などと、著者が分からない論文に基づく分析が報道された。「間隔を空けて座るなど感染対策を行えば、リスクは「ゼロに近い」と評価した」とのことである。(29) しかし、富岳が自動的に計算できるわけではなく、データや仮定を入れた人間がいるはずだ。この人間が名前を出さないということは、頼まれて謝礼をもらって計算したが、その真偽に自信を持てない（そもそもデータも仮定も根拠が分からないのだろう）ので、名前を出すことを拒否したのだろう。

†オリンピックでの検疫は通常の検疫よりも難しい

考えてみると、オリンピックを安全に開催するための対応も検疫である。開催都市の東京には選手・コーチ一・八万人、その他の大会関係者が五・九万人、併せて七・七万人が滞在するという。(30) 滞在者数と入国者数の関係が分からないが、オリンピック・パラリンピックの期間中（オリンピック七月二三日－八月八日、パラリンピック八月二四日－九月五日開催）、ずっといるわけではないだろうから、入国者数はその数倍になるだろう。仮に二倍としても、二カ月余りの間に一五・四万人が来る。二〇二〇年度一年間に来た海外からの入国者は二四・二万人（第1章2「入国管理は効率的な隔離策」）であるから月に二万人、二カ月間で四万人である。これまでの三・九倍の人が来るということである。

検疫とは入国時にするものだが、オリンピックはバブル検疫をすることになっている。オリンピック関係者が泡に入ったようになり、日本人と接触しなければ、日本人も選手も感染することはないというのである。しかし、国境検疫は点だが、バブルは移動する線である。また、バブルとは簡単に破裂するものでもある。

オリンピックに参加するため日本に入国したウガンダ選手団から二人の感染者が発見された。しかも、濃厚接触者を認定せず、他の選手、あるいは泉佐野市の職員とも接触していた。政府の担当者は「どのような改善策があり得るか、厚生労働省と検討を進めている」と述べたとのことである。[31] オリンピックは二〇二一年七月二三日に始まるのに、これが六月二八日の話である。どうなるのかと心配していたが、結果を見ればまずまずだった。

オリンピック関係者の感染が、現実にどうだったかというと、大会組織委員会の発表によると、感染者は、オリンピックが五四七人、パラリンピックが三一六人の合わせて八六三人だった。[32] オリンピックの七月二三日-八月八日の一七日間、パラリンピックの八月二四日-九月五日の一三日間、合わせた三〇日間で割ると一日二八・八人だった。日本オリンピック組織委員会の予測通りではなかったが、バブル隔離にミスはあっても致命的なミスはなかったと言えるだろう。また、八月末の一日当たりの感染者数は二万人を超えていたのだから、オリンピックが日本全体の感染者を直接拡大することはないという主張は正しかった。デルタ株の跳梁による感染者の急拡大で、多少の増加はありうるミスとして問題にならなかったということだろう。

†オリンピック自体は大成功

さらに、オリンピックの開催自体は国民に高く評価された。オリンピック以前の五月、読売新聞の世論調査によると、「中止する」が五九%で、「開催する」は「観客数を制限して」と「観客を入れずに」をあわせても三九%だった。ところが、開催後の八月では、開催されてよかったと「思う」は六四%になり、「思わない」の二八%を大きく上回った。

この点で、政府の総合的判断は正しかった。しかし、ナショナリズムの高揚も政権浮揚効果もなかった。さらに言えば、もっともナショナリズムに欠けたのは開会式の演出ではなかったかと私は思う。日本の素晴らしいものを見せて、世界を驚かせてやろうという意欲がまったく感じられなかった。ナショナリズムの高揚や政権浮揚効果を考えていたのなら、もう少しなんとかならないのかと私は思った。

むしろ、人々は、純粋にスポーツを楽しみ、日本選手の活躍を喜んだということだろう。

日本国民は成熟していたが、政府はそうでなかったということかもしれない。

菅義偉《すがよしひで》首相は、九月三日、パラリンピックの閉幕を待たずして退陣を決めた。ワクチン接種の加速は菅総理首相の業績と私は思っている。接種が二カ月早く始まり、感染力の強いデルタ株がなければ菅首相は政権を維持できただろう。その意味で不運だったと私は思う。

†本章のまとめ

専門家と政府ないし政治との関係について考えてきた。感染症対策の目的は、対策に要する直接のコストだけでなく、経済に与える損失も含めたコストをできる限り低くしながら、新型コロナ感染者、重症者及び死亡者を最大限に減少させることである。

ただ感染者、死亡者を減らすだけなら簡単である。人と人が接触しなければ感染しない。もっとも効果的な手段は外出禁止である。しかし、外出しなければ働けないし生活できない人も多いのだから、生活苦から死亡してしまう人も現れる。それではコストが高すぎる。ただし、新型コロナ感染症がたいしたことはない病気であるという言説は誤りであると私は思う。何らかの対策を採っているからこそ、新型コロナ感染症が、たいしたことがないと言えるかもしれない程度に収まっているのである。

政治家がより広い観点で考え、感染症専門家が狭い範囲で考えるのは当然である。専門家は狭い範囲のことに集中するからこそ専門的知見を得られる。

コロナ感染症の感染者、重症者、死者を抑えるためには、マスク着用、3密回避、外出抑制、感染者の追跡、医療体制の強化、ワクチン接種、治療法の開発など様々なものが考えられる。感染症専門家が外出抑制に重点を置くのは理解できるが、厚生労働省というより広い範囲で国民の健康、ひいては労働にまで関心を持つべき組織もある。しかし、それが機能したとは思えなかった。後述するように、感染者の追跡（第3章）、医療体制の強化（第5章）、ワクチン接種の早期開始（第6章）ができなかった。

行政が、政治家に対して、正しい情報を提供していたとは思えないが、そもそもリーダーシップとは、様々な利害関係者が情報操作する中で、できる限り正しい情報を収集し、決断するしかないものだ。日本の政治に、その用意がなかったということだろう。岸田文雄首相は、二〇二一年九月の自民党総裁選で健康危機管理庁の創設を目指すとしたが、首相がPCR検査を増やせ、早くワクチン接種ができるようにしろと言っても行政は動かなかった。首相が言っても動かないのだから、健康危機管理庁長官が言ってもなおさら動かないだろう。政治には官僚機構を超えるリーダーシップが求められている。

注

（1）「学校休校は専門家会議「完全スルー」で決まった、社会不安を生みかねない」岡部信彦・新型コロナウイルス感染症対策専門家会議委員・川崎市健康安全研究所長インタビュー、ダイヤモンドオンライン経済・政治 Close Up、二〇二〇年三月三日。

（2）「首相「アベノマスク」せず」日本経済新聞、二〇二〇年八月二日。後に、布マスクは不織布マスクに比べて効果が小さいと指摘されている（「二〇二〇年度第三回定例記者会見① コロナウイルス飛沫感染に関する研究～マスクの効果と歌唱時のリスク検討～飯田明由教授」国立大学法人豊橋技術科学大学 Press Release 二〇二〇年一〇月一五日。https://www.tut.ac.jp/docs/201015kisyakaiken.pdf?_ga=2.93687583.324806374.1631364134-984145115.1631364134）。

（3）有識者委員提出資料「デジタル・ニューディールの大胆な推進を通じたV字回復と未来への変革～新型感染症による社会ニーズの高まりをデジタル化・リモート化展開のチャンスに～」二〇二〇年第三回経済財政諮問会議、二〇二〇年三月三一日。

（4）「休校、正答率と相関見えず」日本経済新聞、二〇二一年九月一日。休校と正答率の関係を明らかにするためには、正答率に関係する休校以外の要因を考えなくてはならないが、そのようなことはなされていなかった。ただし、文部科学省も「コロナ禍の教育格差」委託調査を行っているという喜ばしい報告もある（松岡亮二「コロナ禍で浮かび上がる「教育格差」」『Voice』二〇二一年一一月号）。松岡氏は、学校での対面授業がない分、教育格差が拡大したのではないかと指摘している。

（5）「「アベノマスク」評価は？　全戸配布開始から一年――使用三・五％「意図伝わらず」」JIJI.COM. 二〇二一年四月一八日。

（6）「マスク不足「完全解消」へ！　東京都心のコンビニでも在庫豊富に」2020/06/03 (https://maonline.

jp/articles/elimination_mask_shortage200602)。

（7）「新型コロナ　屋形船新年会で感染急拡大　関係者以外も確認　都「市中感染前提で対策」」毎日新聞デジタル、二〇二〇年二月一六日。

（8）内閣官房「西村大臣からのお知らせ」二〇二一年六月九日、Vol. 159。

（9）「最新の知見に基づいたコロナ感染症対策を求める科学者の緊急声明」二〇二一年八月一八日、世話人：本堂毅（東北大学大学院理学研究科）、平田光司（高エネルギー加速器研究機構）他賛同者（https://web.tohoku.ac.jp/hondou/stat/）。

（10）ＮＨＫニュースＷＥＢ「人と人との接触　8割削減で感染収束へ　専門家グループ」二〇二〇年四月三日。

（11）「「対策何もしないと重篤患者八五万人」北大教授試算「対策で流行止められる」」毎日新聞デジタル、二〇二〇年四月一五日。

（12）原田泰「コロナ予測「ＳＩＲモデル」の意義と限界：感染者予測ではなくワクチン効果の議論に」The Headline, 2021/04/15 (https://www.theheadline.jp/articles/432)。

（13）ＮＨＫ特設サイト新型コロナウイルス「東京の感染者　二週間後に一日五〇〇〇人超か　八月末には一万人超も…」(https://www3.nhk.or.jp/news/special/coronavirus/tokyo-corona/detail/detail_93.html)。

（14）新型コロナウイルス感染症対策専門家会議「新型コロナウイルス感染症対策の状況分析・提言」二〇二〇年五月二九日。厚労省ＨＰ。

（15）「危機感で「前のめり」　専門家会議、助言のあり方課題」日本経済新聞電子版、二〇二〇年六月二四日。

（16）「厚労省人事ウォッチング　第五回「医務技監」は名を残すポストになるか」集中MediCon　二〇一八年三月二一日（http://www.medical-confidential.com/2018/03/21/post-7055/）。
（17）木村盛世「第7章　国民は頑張っている。厚労省と医師会はもっと努力を」鳥集徹『コロナ自粛の大罪』（宝島社新書、二〇二一年四月）も同じ指摘をしている。
（18）「今秋にはコロナ収束への目途が立つ」鈴木康裕元医務技監インタビュー、『Voice』二〇二一年九月号。
（19）厚労省のＨＰには過去のパンフレットは見いだせないが、Wikipedia「医務技監」から次のURLを得ることができる（https://warp.da.ndl.go.jp/info:ndljp/pid/11255035/www.mhlw.go.jp/kouseiroudoushou/saiyou/ikei/dl/split/ikei2018_02.pdf）。
（20）上昌広（ＮＰＯ法人医療ガバナンス研究所理事長）、「日本ではＰＣＲ検査がなぜ進まないのか」『東京保険医新聞』二〇二〇年六月二五日号（https://www.hokeni.org/docs/2020070200078/）。
（21）鳥集徹『コロナ自粛の大罪』（宝島社新書、二〇二一年）には、そう主張する医師の証言が集められている。
（22）萬田緑平「第2章「コロナ死」だけを特別視するのはもうやめろ」鳥集徹『コロナ自粛の大罪』宝島社新書、二〇二一年。
（23）「【全文掲載】五輪・パラ　感染拡大リスクに関する専門家の提言」ＮＨＫニュースＷＥＢ、二〇二一年六月一八日。
（24）仲正昌樹「「尾身の乱」で露呈した、政府と〝コロナ専門家〟のちぐはぐな関係」ダイヤモンドオンライン、二〇二一年六月一五日。
（25）「五輪観客数やリスク管理、ＷＨＯが組織委などと協議へ」朝日新聞ＤＩＧＩＴＡＬ、二〇二一年六月二二日。
(26)「尾身氏、バッハ会長を批判　再来日「なぜわざわざ」」共同通信、二〇二一年八月二五日。
(27)ＮＨＫニュースＷＥＢ「専門家有志が会見「リスクを十分認識し拡大しないよう対策を」」二〇二一年六月一八日。
(28)「五輪来日、感染一日七・七人　組織委試算」日本経済新聞、二〇二一年六月一二日。
(29)「国立競技場で「観客1万人」なら、感染リスク「ゼロに近い」…スパコン富岳で解析」読売新聞オンライン、二〇二一年七月六日。
(30)注28に同じ。
(31)「五輪、来日選手ら6人コロナ感染　ウガンダ以外に4人判明」共同通信、二〇二一年六月二八日。
(32)「五輪・パラ　東京大会全体の新型コロナ感染は八六三人」ＮＨＫニュースＷＥＢ、二〇二一年九月八日。

　PCR検査の進め方には、ネットの言葉を使えば、拡大すべきではないという「PCRスンナ派」と、拡大すべきであるという「PCRシーヤ派」がいる。スンナ派によれば、PCR検査は絶対ではなく、偽陽性者（陰性なのに陽性となる）、偽陰性者（陽性なのに陰性となる）が出て、偽陽性者は無駄に医療資源を使い、また、隔離することが本人に過大なコストを与え、場合によっては人権侵害となりかねないこと、また、偽陰性者は、むしろ安心して自由に行動し感染を広めるというのである。

　シーヤ派の主張は、初期には非専門家のものだったが、やがて現場の医師が唱えるようになった。PCR検査が絶対ではないとしても、患者の隔離にPCR検査は有効であり、検査がなければ医療現場に感染を広めてしまうというのである。最終的に、政府はシーヤ派の意見を採用したが、感染症学者の多くはスンナ派のままである。いかなる検証もされていないのだから、専門家が、はじめに抱いた印象ないし思い込みを訂正することは不可能である。

本章では、スンナ派の思い込みは誤りであることを示した後に、PCR検査を感染対策としてどのように活用するべきであったのか、そのコストと効果を示す。(1)

1 PCR検査についての事実の確認

†PCR検査の「目詰まり」

スンナ派とシーヤ派、それぞれの主張を整理する前に、まず、PCR検査についての事実を時系列でたどってみよう。

二〇二〇年二月一六日、政府専門家会議の初会合では、不十分な検査体制を前提に「重症で原因が不明のときにPCRを回すのが妥当ではないか。」との意見が出る(「新型コロナウイルス感染症対策 専門家会議(第1回)議事概要」二〇二〇年二月一六日)。翌日に厚労省は「三七・五度以上が四日間」という相談・受診の目安をつくる。これによって、感染の疑いを心配しても受診を控える動きが出てくる。相談先の保健所も、検査で陽性になれば入院先などが必要だが、病床が空いていないため検査に慎重となった。

安倍晋三首相は、二月末、医師が必要と判断すれば「すべての患者がＰＣＲ検査を受けられる十分な検査能力を確保する」と言明した。しかし、日本医師会は、三月一八日、医師がＰＣＲ検査を要請したにもかかわらず検査を受けられなかった事例が三月中旬までに全国で二九〇件あった、と報告した。[2]

「必要な検査が受けられない」との批判が相次ぐと、安倍首相は四月六日、「一日二万件」にすると表明した。しかし、保健所は相談対応や検査の判断、入院先の確保、感染者の追跡調査と多忙を極めていた。患者は、相談にすらたどりつけない状況が生まれていた。

四月一七日、東京都医師会の尾崎治夫会長は、都などと連携して、保健所を介さずに検査ができるＰＣＲセンターをつくると発表した。「自分たちでやるしかない」と考えたとのことである。

検査能力が一日二万件に達したのは、感染拡大のピークから一カ月以上が過ぎた二〇二〇年五月一五日のことである。しかも、実際の検査数はその半数未満にとどまっていた。安倍首相はこの状況をＰＣＲ検査の「目詰まり」と説明した。コロナ対策を託された西村康稔《やすとし》経済再生担当相は、七月になっても「検査体制を大幅に拡充していく。計画的に進めていくことが大事だ」と国会で述べた。[3] 不十分さはまだ解消していない。

日本では、首相が検査をしろと言っても目詰まってしまうのだ。首相が何か言うと、あるいは、言わなくても、首相の意向を忖度《そんたく》してくれるという論説があるが、(4)忖度どころか明白に命令しても動かない。安倍首相は、忖度してくれないウイルスには無力だったとい う論説もあったが、そもそもウイルスに対応すべき官僚が首相に忖度しなかった。(5)

PCR検査が目詰まってしまうのはなぜだろうか。(6)もちろん、人手でPCR検査をしていれば検査数を増やすことはできない。しかし、世界がしているように、機械で検査すればいくらでも増やすことができる。(7)日本ではPCR検査がなぜ進まなかったのか。

†感染症学者はスンナ派だった

クラスター対策を進めた感染症学者は、検査拡大を批判していた。前述のように、PCR検査は絶対ではなく、偽陽性者(陰性なのに陽性となる)、偽陰性者(陽性なのに陰性となる)が出て、偽陽性者は無駄に医療資源を使い、隔離することが、場合によっては人権侵害となりかねないこと、また、偽陰性者は、むしろ安心して自由に行動し感染を広めるというのである。

さらに当初、感染症学者からも臨床医からも多く見られた意見に「検査を拡充しすぎると、感染者が病院に殺到し、医療崩壊が起こる」というものがあった。たしかに、日本は病床数が多い割にICU(集中治療室)や感染症病床が人口に対して少なく、急激に感染者が増えると対応できなくなる。しかし、当然のことながら、ICUに軽症者を入れるわけはない。また、いずれにせよ感染者が増えれば、野放しにした感染者経由で、感染者が把握できないまま病院内に入り込み、多数の院内感染の連鎖を引き起こしている実態があった。そもそも、重症者が増えるのであれば、予算を確保してICUを増大させなければならないが、感染症学者から、このような呼びかけは感染の初期には皆無であったと思われる。

こうした日本の状況に対して、海外から日本の検査数の少なさを指摘する声は多かった。例えば、世界的に利用されている新型コロナウイルスの感染者数データを作成しているジョンズ・ホプキンス大学のジェニファー・ナゾは、「検査拡大に努めるべきだ」とし、韓国のように検査を拡大するように主張していた。(8)

このような状況にあってもなお、日本感染症学会や日本環境感染学会は、「PCR検査の原則適応は、『入院治療の必要な肺炎患者で、ウイルス性肺炎を強く疑う症例』とする。軽症例には基本的にPCR検査を推奨しない」としていた。(9) 政府の新型コロナウイルス感染症対策分科会においても、「幅広く検査を行うことについては、(1) 検査時は陰性でもその後は陽性になる可能性もあり、絶対の安心にはつながらないこと、(2) 一定数の偽陽性・偽陰性が存在すること、(3) 広範な地域において一斉かつ頻回に検査を行うことは実務的に極めて困難であり、検査の負荷が増大すること、(4)検査の実施に伴い医療機関及び保健所の負荷が増大する」と同様の考え方をしていた(第一三回新型コロナウイルス感染症対策分科会提言「検査体制の基本的な考え・戦略(第二版) 感染症対策と社会経済活動の両立に向けた考え方の整理」二〇二〇年一〇月二九日)。

この背景には、積極的疫学調査、すなわち、クラスター対策の手法があるようだ。クラスター対策とは、感染者を発見したら、その濃厚接触者をあぶりだし、それだけを追跡して感染者を隔離し、感染を広げないようにするという政策である。

これを日本独自の対策としている人が多いのだが、私は、単に古い対策だと思う。なぜなら、マット・デイモン、ジュード・ロウ、ケイト・ウィンスレットらハリウッドの豪華スターが共演した二〇一一年公開のウイルス・パニック映画『コンテイジョン』に、電話と監視カメラで感染者を追跡するというシーンがあるからだ。また、感染者を発見したら、濃厚接触者を追って隔離するという手法は、台湾でも韓国でも中国でも採用されているのだろう(第1章2「完璧な検疫のコスト」参照)。感染者が少なければ有効な手段とされているのだろう。しかし、感染者が多くなれば到底追跡できなくなる。

検査を抑えた別の理由として、新型コロナウイルスを指定感染症二類に指定したことで陽性者の強制入院措置が原則的に必要となり、偽陽性が多い場合、これが医療現場に与える影響は多大になると考えたからだというものがある（指定感染症二類に指定の問題については第2章5参照）。

2　日本のPCR検査数を先進国と比較する

†圧倒的に少ない日本の検査数

図3－1、図3－2は、主要先進国とアジア太平洋の先進国のPCR検査数を比較したものである。どちらの図で見ても日本の検査数が少ないことが分かる。もちろん、感染者数が少ないから検査数が少なくてもよいという考え方はある。台湾は検査数が圧倒的に少ない国でもある。

検査数が妥当かどうかは、陽性率（感染者数÷検査数）で判断すべきだという考え方がある。陽性率を見たのが図3－3、図3－4である。これを見ると日本の陽性率がかなり高いことが分かる。特に、アジア太平洋の先進国と比べてみると、日本の陽性率が圧倒的に高い。

なお、日本の場合、二〇二一年七月、八月の陽性率には自費検査で発見された感染者は

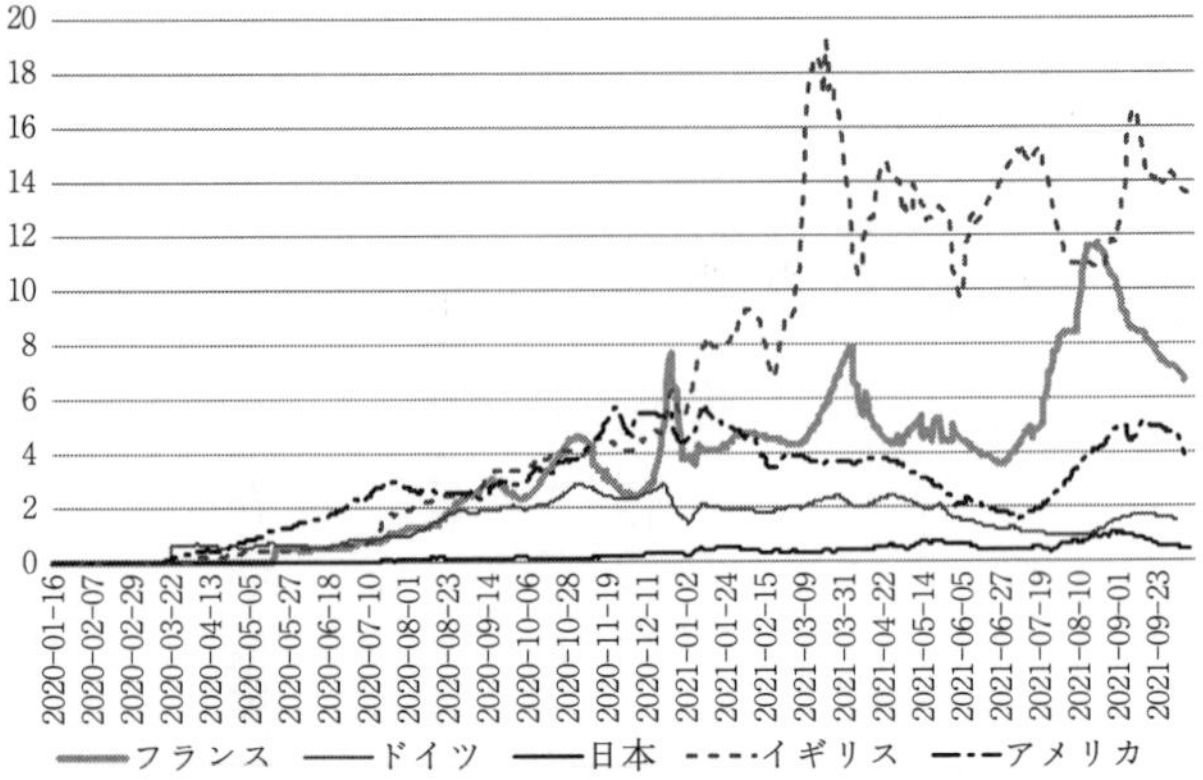

図 3-1　主要先進国の PCR 検査数
（出所）OurWorldinData, Corona Pandemic
（注）1000 人当たり、7 日間平均

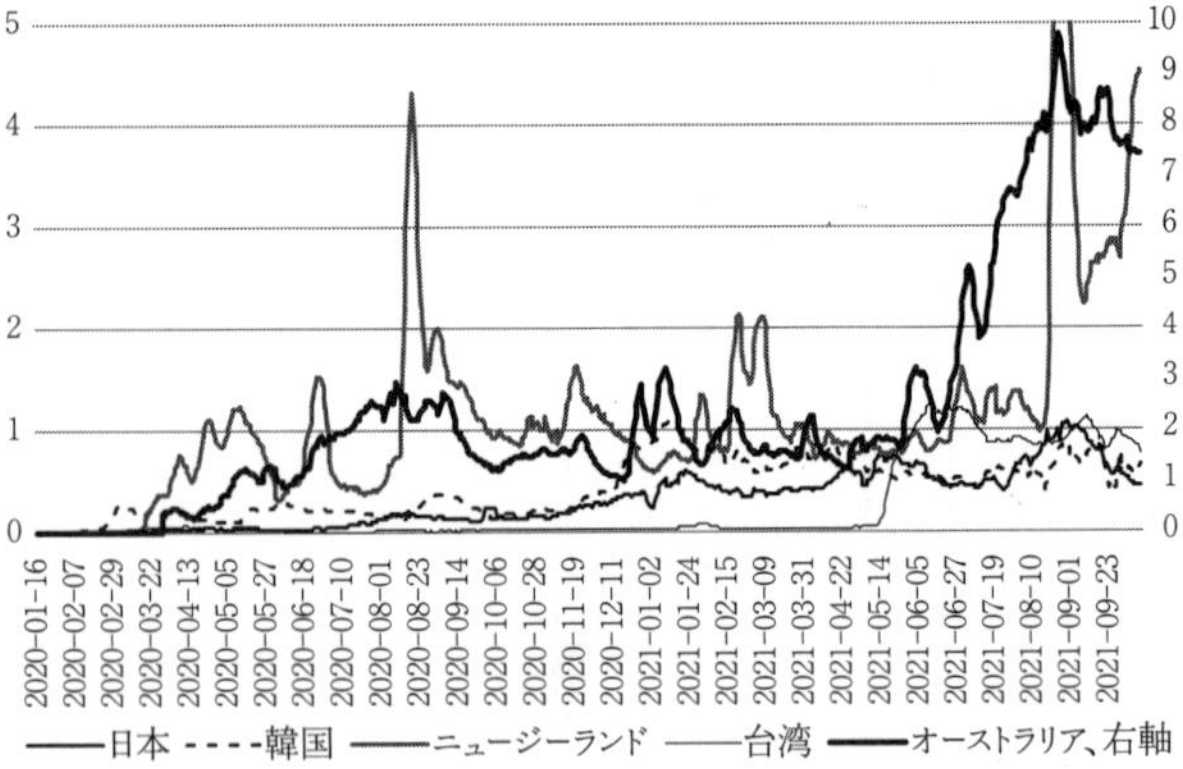

図 3-2　アジア太平洋の先進国の PCR 検査数
（出所）OurWorldinData, Corona Pandemic
（注）1000 人当たり、7 日間平均

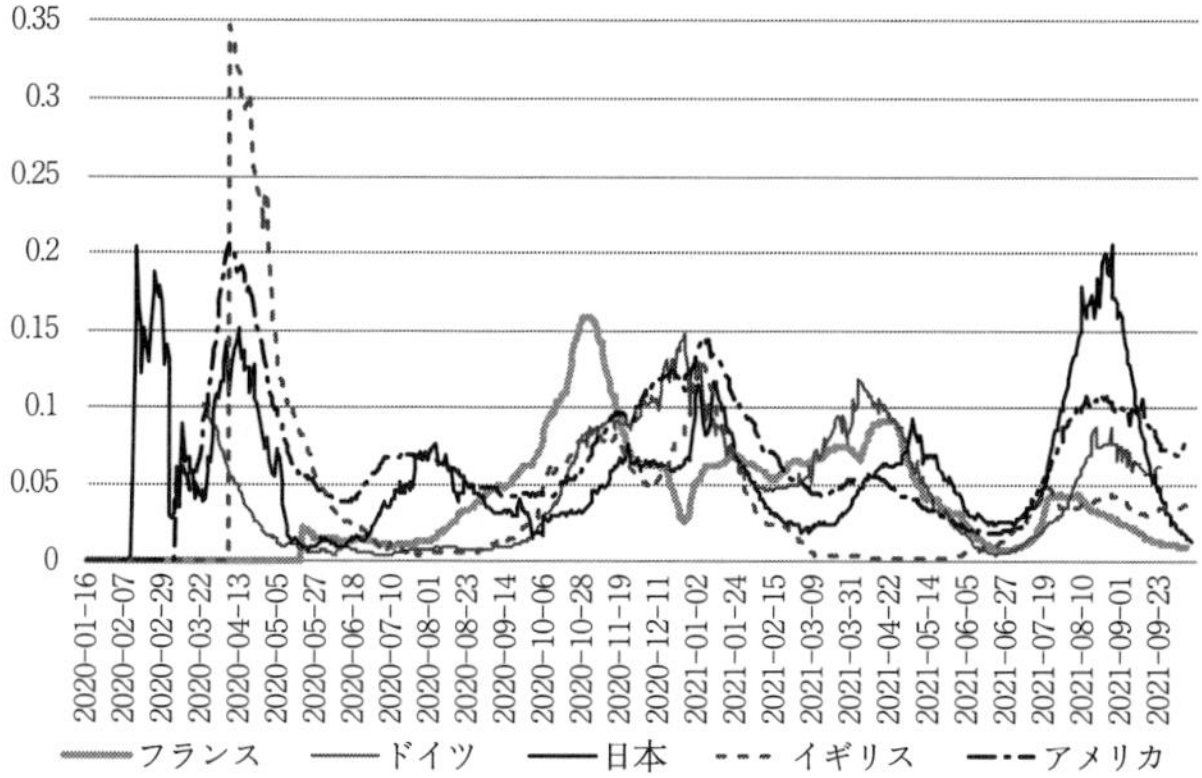

図3-3 主要先進国のPCR検査陽性率
（出所）OurWorldinData, Corona Pandemic
（注）陽性率＝PCR検査陽性者÷PCR検査数

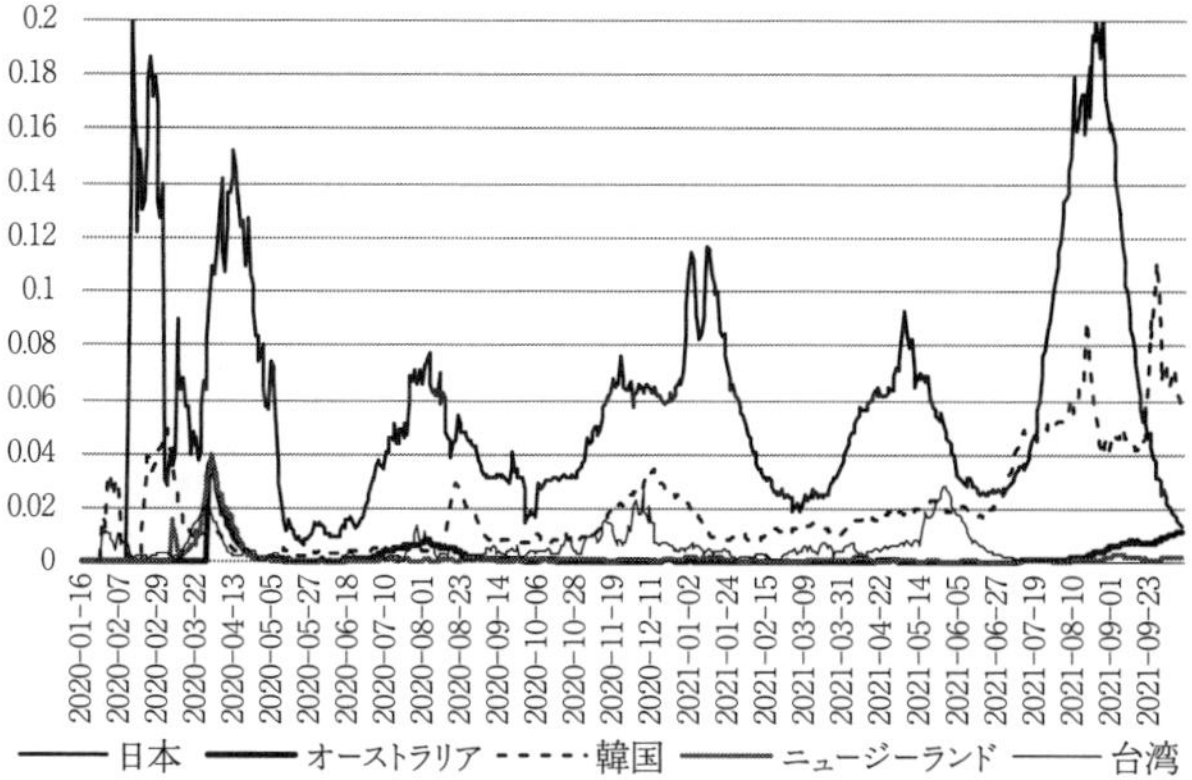

図3-4 アジア太平洋の先進民主主義国のPCR検査陽性率
（出所）OurWorldinData, Corona Pandemic
（注）陽性率＝PCR検査陽性者÷PCR検査数

感染者に入っているが検査数には入っていないので陽性率が高くなるという報道がある。(10)その後、オリンピック関係者の検査需要もあり、自費検査を行う民間の検査能力は一日七・五万件からさらに増加したと思われる。民間の検査も公費での検査に用いられるから、このすべてが自費検査に回っているわけではない。しかし、二〇二一年八月の日本の公費検査数が一日一〇万件程度であるから、民間の検査が陽性率の数値をかなり高めていることは間違いないようである。

陽性率二〇%とは五人調べると一人は陽性であるということである。素人が直感的に考えても、もっと調べればもっと感染者が見つかるのではないかと思う数字である。感染症専門医の忽那《くつな》賢志《さとし》大阪大学医学部教授によると、WHO(世界保健機関)は「五%未満を維持すること」を推奨しているという。(11)

†感染者取りこぼしの可能性

アジア太平洋の先進国で特に明らかであるが、感染者が増加して陽性率が高まると検査数を増やしている。図3-2のニュージーランドが典型であるが、感染者が二〇二〇年八月と二一年八月に増加すると、検査数を急激に増加させ陽性率を低下させている。ニュージーランドもオーストラリアも二〇二〇年四月以降は陽性率を一%程度に抑えている。

一方、日本は、二〇二〇年二月、四月、七月、一一月から二〇二一年一月、四月、七、八月と、七回も陽性率が五%を超え、二〇二一年七、八月は二〇二〇年二月に続いて陽性率が二〇%となっている。発見されない感染者がいることが示唆される。陽性率が度々五%を超えるのは欧米先進国でも同じだが、せいぜい三回ぐらいである。少なくとも、陽性率が一〇%を超えるか近づいた二〇二〇年二月、四月、二〇二一年一月、四月、七月には、感染者を取りこぼし、感染を広めた可能性がある。

浦島充佳《みつよし》東京慈恵会医科大学教授は、四七都道府県のデータ解析により、陽性率が下がると死亡率が下がると指摘している。PCR検査を十分に実施することで感染者を発見し、しっかり隔離することで死亡者を低下させたという(浦島充佳『新型コロナ　データで迫るその姿――エビデンスに基づき理解する』化学同人、二〇二一年、八三―九一頁)。

3　検査増大の主張

†現場の医師からの批判

クラスター対策が機能する局面は確かにあるだろう。しかし、クラスター対策で感染者の追跡が難しくなった場合、すなわち、市中の感染者数が増えたと考えられる時点で速やかに検査を増やしていかなければ、院内感染の多発が避けられない。それは、医療崩壊の引き金にもなりかねない。こうした主張は、臨床現場で盛んになった。

二〇二〇年四月一五日京都府立医科大学附属病院と京都大学医学部附属病院は、「院内感染を防ぐ水際対策として、無症候の患者に対する新型コロナウイルスのＰＣＲ検査を保険適用（ないし公費で施行可能）」を主張し、他機関にも賛同を呼びかけている[12]。

こうした中で政府の政策を特に激烈に批判しているのは、山梨大学である。島田眞路《しんじ》学長をはじめとするメンバーは、「ＰＣＲ検査体制を増強していた世界の潮流を尻目に、ＰＣＲ検査を地方衛生研究所・保健所にほぼ独占させ続けた結果、ＰＣＲ検査上限を世界水準からかけ離れた低値にとどまり続けさせることとなり、途上国レベルのＰＣＲ実施件数という大失態を招来したのである」[13]といった主張や、「ＰＣＲ検査の不十分な体制は日本の恥」といった主張を繰り返している。

現場の医師がクラスター対策を求めたのは、偽陰性率があまりにも高ければ病院を感染から守ることはできないが、仮に偽陽性が高く多く出て過剰な対策が必要になるとしても、こうした手段以外に院内感染や医療崩壊を防ぐ手立てが考えられなかったからである。前述の医師会がＰＣＲ検査の拡大を求めた背景にこのことがある。

医師会がスポンサーとなった論文においても、「感染拡大を抑制するために、無症状者を含め感染者をできるだけ多く見出し、感染予防に努めるべきであり、そのためには、大規模PCR検査体制の整備が必須である。検査の対象集団としては、感染の可能性が考えられる人達や、医療従事者や社会のインフラを支えるエッセンシャル・ワーカーと位置づけられる人達に対してPCR検査を積極的に行うことに加えて、市中感染が蔓延して有病率が高くなっている地域に対しては、地域住民を対象とした大規模PCR検査を積極的に実施すべきである。PCR検査の陽性的中率を高めるために、PCR検査の特異度を高めることが重要であり、全自動PCR検査装置の導入が有効である。全自動PCR検査装置は、一度に処理できる検体数が大きいこと、ヒューマンエラーを最小化できることから、積極的に導入すべきである」と主張している。[14] 私は、まったくもっともな主張だと思う。

また、第2章で議論した指定感染症の運用も、最初こそ厳格に適用されていたようだが、実際に病床数が即座に枯渇したため、陽性者であってもホテルの借り上げによる宿泊療養や自宅療養が急速に増え、原則を守れなくなった。そのため、軽症者を陽性と判断しても、直接的に医療現場へと過剰な負担がかかるとは考え難くなった。

このような事態にあれば、速やかにPCR検査数が増やされてしかるべきであるように思われるが、PCR検査数の拡大には時間がかかった。前掲図3-2は、PCR検査数、陽性者数、陽性率（いずれも七日間平均）を示したものであるが、ＰＣＲ検査数が一日一万を超えるのが二〇二〇年七月、その後も二万で停滞し、さらに増加するのは一一月のことである。

4　クラスター対策への固執とＰＣＲ検査の拒否

†日本独自政策への固執の謎

なぜ日本ではクラスター対策への固執とＰＣＲ検査の拒否が生まれたのだろうか。韓国や台湾の封じ込めの成功は、ＳＡＲＳ（重症急性呼吸器症候群、二〇〇二年〜二〇〇三年アジアやカナダを中心に感染拡大）やＭＥＲＳ（中東呼吸器症候群、二〇一二年中東を中心に発生し、欧州でも感染者が現れた）の教訓を活かしたものだという指摘があるが、日本では国境管理が成功し、感染は広まらなかった。であれば、ＳＡＲＳのときにも拡大防止の任務にあたった、専門家会議で陣頭指揮を執っている尾身茂氏や押谷仁氏たちが、なぜ日本独自の政策に固執したのかという謎がある。

理由として考えられることは、二〇〇二年の時は国境対策とクラスター対策が成功したので、同じことをすればよいと考えたからだろう。ただし、第1章2「国境検疫は十分だったか」で述べたように、日本の国境管理はかなりザルであり、運が良かっただけかもしれない。また、二〇〇二年や二〇一二年当時、ＰＣＲ検査を大量、迅速に行うことも、ＧＰＳの位置データを用いて感染者を追跡するという技術もなかったので、クラスター対策以外に方法がなかった。その後の技術の進歩に対応していなかっただけとも考えられる。

新型コロナウイルス感染症対策分科会委員、東北大学大学院医学系研究科の押谷仁教授は、二〇二〇年三月二六日、ＮＨＫの番組で以下のように答えている[15]。

実はこのウイルスでは、八〇％の人は誰にも感染させていません（「新型コロナ感染者「八割は他にうつさず」厚労省見解　新型コロナ」日本経済新聞電子版、二〇二〇年三月一日）。つまりすべての感染者を見つけなければいけない、というわけではないんです。クラスターさえ見つけられていれば、ある程度制御ができる。むしろすべての人がＰＣＲ検査を受けることになると、医療機関に多くの人が殺到して、そこで感染が広がってしまうという懸念があって、ＰＣＲ検査を抑えていることが日本が踏みとどまっている大きな理由なんだ、というふうに考えられます。

しかし、この論調は四月に入って大きく変化する。四月一四日、同じＮＨＫの番組で次のように意見を変える。(16)

感染者が急増している状況の中で、ＰＣＲ検査が増えていかないというのは明らかに大きな問題です。行政もさまざまな形で取り組みを進めていることは承知していますが、十分なスピード感と実効性のある形での「検査センター」の立ち上げが進んでいないということが、今の状況を生んでいると理解しています。しかしいくつかの地域では、自治体・医師会・病院などが連携をして、検査や患者の受け入れ態勢が急速に整備されている状況です。そのような地域では事態は好転していくと、私は信じています。

あたかも「日本独自」のクラスター対策で制御可能かのように主張していた発言からは大きく後退し、ＰＣＲ検査数の少なさを強調している。指定感染症による強制入院措置もいずれ破綻するのは明らかであったし、世界各国がしているように病院外でＰＣＲ検査をすれば医療崩壊など起こらない。しかし、医療機関内での検査を前提とし、その影響による医療崩壊を示唆していたのは押谷教授である。わずかな運用方針の転換で可能なことに思い至らず、海外で医療機関外で大量検査をしている事例があるにもかかわらず、検査を

すると医療崩壊するという意見が多く見られたが、この意見の中心人物の認識はこの程度のものだったのである。(17)

†行政は費用と効果を考えて仕事をしない

なぜこのようなことが起こるのだろうか。考えられる答えは、行政は権限で仕事をするもので、費用と効果を考えてするものではないということである。感染症法上、クラスター対策を行う地方自治体の保健所は、厚労省の一部局のように動くことになっているが、大規模なＰＣＲ検査は厚労省の命令でできるものではない。まして、ＰＣＲ検査陽性者の大規模な隔離など、到底、厚労省の一部局でできるものでない。そのための予算も人員もないと考えたのだろう。

本来ならば、専門家が必要と考える手立てを考え、そのために必要な人員と費用を算定し、その効果（感染を抑えて経済を元に戻す利益）が費用を上回ることを示して、厚労省全体を納得させ、政府に必要な予算と人員を求めるべきものである。しかし、そのようなことができるとは思えなかった。であれば、クラスター対策で陽性者をあぶりだし、その人々だけを隔離すればよいと考えたのであろう。陽性者がわずかであれば、クラスター対策で対応でき、大規模な予算や人員の要求も必要ない。なにより、過去、ＳＡＲＳもＭＥＲＳ

もこの方法で解決できたのである。今回もできるだろうと思ったのは不思議ではない。しかし、感染経路不明者が急増し、院内感染も多発するという事態になれば、クラスター対策では到底対応できない。

5　スンナ派の主張の再検討

†PCR検査は信頼できる

ここで再度、スンナ派の主張を検討しよう。スンナ派の主張を整理すると以下の四つになる。第一に、偽陽性者（陰性の人を検査ミスによって感染者と認定する）は無駄に医療資源を使い、また、隔離することも本人に無駄なコストを強いる、また、場合によっては人権侵害になるという主張である。第二は、PCR検査を受ける人が病院に殺到すればそこが感染の発生源になるという主張である。第三は、偽陰性者は、むしろ安心して自由に行動し感染を広めるという主張である。第四は、「八〇％の人は誰にも感染させていないから、クラスター対策だけをすればよい」という理屈が正しいかということである。

第一の主張は、偽陽性は主としてヒューマンエラーで生じるということで否定できる。

ＰＣＲ検査で存在しないウイルスのＲＮＡを存在するように検出することはありえない。検査機器の汚染などで偽陽性が生じるのであれば、やり直せばよいだけである（詳しくは後述）。

第二の主張は、ＰＣＲ検査のための特別な場所を作ればよいということで否定できる。世界的に、そうしていて、病院に検査を求めて人が殺到するというようなことは起きていない。日本でも前述のように医師会が検査センターを作るなどしている。

第三の主張への対処法は、ＰＣＲ検査で陰性になったとしても本当に陰性であるかどうかは分からないし、今後感染するかもしれないから、今まで通りに生活してくれと説得することだろう。この説得がどれほど効果的かは分からないが、まったく逆効果ということもないだろう。

なお、二〇二一年八月九日の記者会見で、菅首相は「不要不急の外出、帰省、旅行を極力避けて」と述べるとともに、「やむを得ないときはＰＣＲ検査をするように」と発言した。また、二〇二一年八月には、政府広報で、お盆の帰省を控えるように呼び掛けるとともに、「症状がなくても、帰省や旅行前には積極的に検査を」とのテレビコマーシャルも流した。さらに、徳島、広島、宮崎などで、八月の帰省者のＰＣＲ検査費用を補助することも行われた。

また、厚労省の公衆衛生対策のトップであった鈴木康裕元厚労省医務技監は、雑誌のインタビューで「新型コロナのワクチン接種を証明する「ワクチンパスポート」とPCR検査の二つさえ徹底すれば、日本人の海外への観光やインバウンドも回復していくでしょう」とPCR検査の利用に積極的な見解を述べている（鈴木康裕元厚労省医務技監インタビュー「今秋にはコロナ収束の目途が立つ」『Voice』二〇二一年九月号）（ワクチンパスポートについては、第6章2「接種証明を行動自由のパスポートに使おうとしなかった謎」参照）。PCR検査を信頼できるとしていたわけだ。すると、なぜPCR検査の拡大が遅れたのかまったく分からない。

鈴木氏ばかりでなく、官僚は一般に、マスコミや世論が「客観的に検証せず、特定の人や機関に責任を押しつける現在の状況は建設的とはいえません」と被害者意識をもって主張することが多い（前掲鈴木インタビュー）。私は、厚労省に、例えばPCR検査の拡大がなぜ遅れたのかを客観的に検証してほしい。そもそもマスコミは自分で分析する機能を持たず、人の意見を書くのが仕事である。官庁の分析機能が弱く、データを公表せず、都合の悪い分析をする学者を遠ざけているなら、マスコミはあまり客観的でない人々の意見を垂れ流すより仕方がない（一応、両方のあまり客観的でない意見を垂れ流していると私は思う）。本書は、私としては、客観的な分析、そこまで言えなくても、その出発点になることを目指している。

†二〇%と八〇%論

話を戻して、最後の第四は、二〇%と八〇%論である。この主張は、二〇%の人はクラスター対策で追跡できており、追跡できていない人は誰にも感染させていないことを前提としている。私の疑問は、スンナ派クラスター班が、本当にこの二〇%を追跡できているのか、追跡できていない人は本当に感染させていないのかということである。スンナ派はその前提について何の証拠も示していない(18)。

八〇%の人は感染させず、二〇%の人が感染させているだけで、感染者が増えているということは、二〇%の人が多数の人に感染させていることになる。例えば、まず一〇〇人の感染者がいて、うち二〇人しか感染させず、かつ、全体として感染者が増えているなら、二〇人の人は一〇〇人以上に感染させなければならない。これを例えば一二〇人に感染させると考えると、この二〇人は一人平均六人に感染させなくてはならない。一人平均六人にうつすということは平均の倍の一二人にうつす感染者がいくらでもいる、一人で何人もの人にうつす目立つスーパースプレッダーがいるということである。

であれば、感染経路が分かりそうなものである。しかし、クラスター対策でここが怪しいからここを集中的に追跡せよという話を二〇二〇年五月以降はあまり聞かない。確かに、クラスターがあったという報道は引き続きなされている。朝日新聞のクラスターについての報道は、二〇二〇年二月は七件だが、三月に一六三件、四月に五二九件となっている。その後も、二〇二〇年六月の一八六件を除くと月に四〇〇件前後から一〇〇〇件余りと継続的に報道されているが、クラスターを発見したからここを抑えよという話にはなっていない。代わりに人流を抑えろという話になっている。人流という言葉は、朝日新聞の報道では、二〇二一年三月まで月に三〇件以下であったが、二一年四月に三〇〇件となった後、二一年八月には一〇一〇件まで増加している（朝日新聞「聞蔵ビジュアル」の検索による）。人が動けばウイルスも動くから感染が広まるというだけなら、クラスター対策なしでも分かる。クラスター対策で感染経路を追跡し、感染を抑えるという政策は効果が小さかったのではないか。

幸いなことに二〇二一年九月以降感染者が激減し、一〇月下旬では一日当たり二〇〇人以下となっている。ここまで減少すれば感染者の追跡も可能になるだろうから、クラスター対策に尽力してほしいものだ。

†クラスター対策の費用

クラスター対策にいくらかかったのかは分からない。しかし、かかった費用は、クラスター対策を指導した感染症学者と保健所職員の人件費と電話代であるから、ほとんどは保健所の人件費である。厚生労働省によれば保健所の常勤職員数は二万七九〇二人である（厚生労働省「令和二年版厚生労働白書」資料編、二保健医療、保健所の職種別常勤職員数）。保健所は、もちろん他の業務もしているわけで、コロナのクラスター対策でどれほど余計に人件費がかかったかは分からない。

ここからはまったくの推測になるが、保健所崩壊という報道から保健所業務はコロナ対策のために崩壊するほど増大したと考える。さらに、日常の業務量が五割増えればたいていの職場は崩壊状態になるとする。もちろん、崩壊しないように、他の部局から応援を出したり、非常勤職員を増やしたりしただろう。すると、二万七九〇二人の五割強一・四万人分の人件費がクラスター対策の費用であると推測できる。人件費を平均で年六〇〇万円として八四〇億円である。これはコロナ対策として支出された他の額と比べるとわずかなものである（第6章表6-1参照）。

6　デジタル敗戦とCOCOAの失敗

†COCOA失敗の原因

日本は、他国がGPS情報を用いて濃厚接触者の隔離をしようとしているときに、電話を使った人海戦術で濃厚接触者をあぶりだし、隔離をしようとしていた。さすがに厚労省も、二〇二〇年六月にはCOCOAという接触確認アプリを開発し、遅ればせながら、スマートフォンの近接通信機能（ブルートゥース）を利用して濃厚接触者を追跡しようとした。感染者と一メートル以内一五分以上接触していたら通知が来て、自分が濃厚接触者と分かるという仕組みである。ただしこれは、多数の人がCOCOAを自分の携帯にインストールしないと感染者が漏れてしまうので機能しない。

二〇二〇年六月、安倍晋三首相は、「クラスター（感染者集団）対策を強化する鍵、アプリが人口の六割近くに普及すれば、ロックダウン（都市封鎖）を避ける効果が期待できるとして利用を呼びかけていた」[19]。現在、COCOAアプリをダウンロードしたのは、二〇二一年一〇月二九日で三〇八四万人、人口の二四％に過ぎない。次に、感染者がCOCO

Ａに感染したという登録をしないといけない。しかし、二〇二一年一〇月二九日でココアへの陽性の申告の登録は三万九九三八件で（厚生労働省ＨＰ「新型コロナウイルス接触確認アプリ（ＣＯＣＯＡ）」）、一七二万人の累計感染者数の二・三％にすぎない。

インストール数が少ない、陽性登録がわずかということになったのは、二〇二〇年九月末から四カ月余りも、アンドロイド端末（アイフォーンでないスマホ）の場合、陽性登録しても濃厚接触通知が来ない不具合で国民の信頼を失ったこと[20]、国民が政府のプライバシー管理を信用していないこともあっただろう。しかし、例えばインストールを条件に、飲食、団体旅行、イベント等を優遇（例えば人数制限を緩和するなど）すればそれなりの効果はあっただろう。

また、濃厚接触者の通知が来たからといってすぐにＰＣＲ検査をしてもらえるわけでもなかった。厚生労働省は、二〇二〇年八月二一日になって、都道府県衛生主管部（局）あてに、ＣＯＣＯＡで通知を受けた者に対しては行政検査をすること（つまり無料）、ＣＯＣＯＡで検査機関の連絡先、専用相談窓口を表示することなどを伝えている（「新型コロナウイルス接触確認アプリ（ＣＯＣＯＡ）で通知を受けた者に対する行政検査等について」厚生労働省新型コロナウイルス感染症対策推進本部、事務連絡二〇二〇年八月二一日）。事務連絡をもらってすぐ対応する自治体ばかりではないだろうから、接触通知が来てもどうしたらよいかすぐに分からないという状況が続いていたということである。

さらに、イベント等ではどこでクラスターが発生したかが判明するのを嫌がるということもあったかもしれない。しかし、スンナ派は、クラスターを発見することを目的としていたはずである。電話で発見するのが目的ではないはずだ。シーヤ派も、大規模PCR検査を求めていたが、より感染者を発見できる可能性の高いところからPCR検査を進めることに当然賛同するだろう。

†デジタル敗戦は何をするかが分かっていないから

厚労省は、首相から、接触アプリを導入しろと指示されたから発注したが、それが何を目的としていたかを考えていたとは思えない。少なからぬマスコミが、COCOAの失敗をデジタル関連の専門知識の欠如と捉えるが[21]、私はそれで何をするかを考えていないからだと思う。より効率的に濃厚接触者を探し、PCR検査をするとしたら、必要なPCR検査数が増え、発見される感染者も増えてしまう。それはやりたくなかったということだろう。

デジタル敗戦とは、デジタルが分からないから負けるのではない。それで何をしなければならないかを理解していないから負けるのである。より一般的に言えば、政府のコロナ対策において目的の一致がなかった。本来、目的は、より効率的に濃厚接触者を選び出し、PCR検査を行い、隔離と治療をすることである。しかし、スンナ派は、PCR検査、隔離と治療の資源に制約があると思い込み、その資源の拡大を検討せず、COCOAアプリを使うことを考えなかった。ここにデジタル敗戦の原因がある。PCR検査に制約はなく、隔離に制約があるとしても、隔離しなければもっと感染者が増加するのだから、制約があるから隔離できないと考えること自体が誤りである。治療のための医療資源については第5章で議論する。

7 シーヤ派の主張の二つの論点

シーヤ派の主張には、実は二つの論点がある。第一は、患者の側に立ったシーヤ派の主張であり、第二は、感染症を社会全体で抑えるためのシーヤ派の主張である。

第一の論点に関し、専門家と国民、政治家の間で認識の齟齬《そご》がある。専門家は大量の検査は必要ないと言い、国民、政治家は検査しろと言う。しかし、「感染症法」を読むと齟齬の謎が解ける。この法律の正式名称は、「感染症の予防及び感染症の患者に対する医療に関する法律」であるが、そもそもは、感染症を予防するための法律であって、本来、感染症の患者を治療するための法律ではない。

過去の感染症は、戦前の結核を考えてみれば明らかだが、基本的にワクチンも治療法もなかった。コロナ感染症にも、二〇二〇年秋までワクチンはなく、二〇二一年の秋まで高い効果のある治療法もなかった（治療法については第5章3「治療法と治療薬」参照）。だから、感染者を見つけて、隔離するしかない。隔離するのは患者のためではなく、患者が他人にうつさないようにするためだ。だから検査も治療もタダになる。

素人としては、検査を増やせば感染者を見つけて隔離も効果的に行えると思うが、スンナ派の専門家は精度（第3章コラム2参照）が問題だという。

†皆保険の国の国民は納得できない

しかし、国民の誰もが医療保険に加入し、医療機関を自由に選んで受診できる、フリーアクセスと皆保険の国の国民としては納得できない理屈である。これまで微熱でも病院に行って抗生剤をもらっていた。なんで七度五分の熱が四日間続かなければ医者に行けないのか。しかも、四日後に医者に電話すれば、保健所に電話しろと言われる。保健所に電話してもつながらない。一週間後にやっと検査して入院できる。もちろん、大部分の人は助かるのだが、苦しい思いをして死んでしまう人もいる。

さらに、加藤勝信厚労大臣は、二〇二〇年五月八日に、この基準を見直すと発言するとともに、「(七度五分以上の発熱が四日以上という基準は)われわれから見れば誤解」と述べた(22)。しかも、ここで、検査と入院がセットになっている。検査すれば医者に見てもらえるのだと国民は思ったから、検査しろと叫ぶ。テレビも叫ぶ。国民とテレビが叫べば、政治家も叫ぶ。テレビに出ていた感染症専門家も、国民に受けなければテレビに出られないと思って、検査と叫ぶようになった。テレビ専門家だけでなく、本来の感染症学者も、前述のように論調を変えた。

多くの人が検査を受けると、医療機関に人が殺到して、そこで感染が広がってしまう。検査を抑えているから日本は感染爆発を抑えることができたと言っていた専門家が、感染者が急増している状況で検査が増えないのは大きな問題だ、と言うようになった。

風邪はウイルスで起きる病気で、細菌を殺すことしかできない抗生剤を飲んでも治らない。その意味では、治療法のない感染症である。感染症専門医の忽那《くつな》賢志《さとし》大阪大学医学部教授は、「咳や鼻水を止める、のどの痛みを抑える、熱を下げるなどの対症療法はいろいろありますが、かぜそのものを治すには、いまのところ患者自身の免疫がウイルスに打ち勝つのを待つしかありません」と書いている(『専門医が教える新型コロナ・感染症の本当の話』幻冬舎新書、二〇二一年、四三頁)。であれば、感染症専門家は、普段から風邪で病院に行くなとも言うべきだった。しかし、そんなことを言った専門家はいない。風邪で病院に行っても医療崩壊はしないで、医療費が増える（すなわち医者の所得が増える）だけだが、コロナに感染すれば医療崩壊が起きかねないからだ。

すると、専門家は患者よりも医療体制のことを考えていたことになる。医療体制が崩壊すれば患者も困るが、医師はまず患者のことを考え、患者のために医療体制の維持を考えるべきではないか。

であるなら、医療体制の維持のために、感染症病棟や集中治療室（ＩＣＵ）の拡充、医師の配置換え、医療従事者を守るためのマスク・防護服・手袋などの増産、軽症患者のための隔離施設の確保、検査体制（検査機械、キット、試薬）の整備などがなされるべきだったが、すべては後手に回った。感染症専門家は、そのような提言をすることなく、代わりにローテクのクラスター対策で感染容疑者をあぶり出せばコロナを封じ込めると信じた。これはなぜかと考えてみると、医療体制の拡充はとんでもないコストがかかるので（第5章参照）、提言しても無理だろうと思ったのではないか。

ところが、検査の拡充を、臨床医が求め始めた。医師会が自分で調べると言い出し、大学病院が、自ら来院する患者の検査を始めた。医師は患者の気持ちと向き合っており、また、患者に院内感染を起こされては困るからである。

†接触八割削減こそとんでもないコスト

さらに、感染症専門家が対策として提案する接触禁止こそとんでもないコストがかかる。接触八割削減で、外出できず働けず消費できないコストは、GDPの低下で考えると数十兆円である。二〇二〇年度の名目GDPは前年に比べて二二兆円低下した。医療体制の拡充コストは本来は数兆円の話である（第5章参照）。経済を止めることのコストが見えていなかった。感染症専門家は、コストを狭い意味でしか考えていなかったのではないか。フリーアクセスと国民皆保険の国の国民は、感染症専門家の発想に戸惑い、政府に怒りをぶつけた。政治家は、国民がなぜ怒っているのかが分からなかった。すべては患者のためと考えて問題を整理し直せば、コロナ禍のコストを最小にできたのではないか。

医療の役目は治療である。しかし、治療の過程で医師や看護師が感染すれば治療ができなくなる。PCR検査は医療を守るためにも必要だ。大量に検査すれば検査が効率化できる。疑わしい人、感染すれば大規模な感染が起きそうなところでは検査が必要だ。感染者を特定化して隔離できれば、経済活動も再開しやすくなる。患者を優先して考えることが、経済コストの削減にもつながるのではないか。

†感染症を社会全体で抑えるための論点

次に、第二の感染症を社会全体で抑えるという論点である。PCR検査シーャ派の主張を考えるために、まず、何のコストもかけずに、一瞬で全国民の検査が可能で、検査の精度は一〇〇％（陽性者はすべて真の陽性者であり、陰性者も真の陰性者である）としよう。その結果、すべての感染者を発見できたとする。感染者を隔離すれば、もう感染が広まることはないのだから、コロナ感染症は収束する。

しかし現実には、検査には費用も時間もかかり、検査の精度は一〇〇％ではない。真の陽性者で検査も陽性（真陽性）、真の陽性者で検査が陰性（偽陰性）、真の陰性者で検査も陰性（真陰性）、真の陰性者で検査が陽性（偽陽性）の人が出る。真陽性の人は隔離し、偽陰性の人は感染を広め、偽陽性の人は間違えて隔離されることになる。PCR検査は感度七〇％、特異度九九・九％とされている（精度、感度、特異度については本章のコラム2参照）。PCR検査の精度、感度については、公式の数字が見つからなかったが、前掲の田中・辻「COVID-19に対するPCR検査体制」[23]では感度七〇％、特異度九九・九％としている。一方、北海道大学病院は感度が九〇％、特異度が九九・九％としているが[24]、ここではより低い値を採用する[25]。

PCR検査を行っても、感染して七二時間はウイルス量が少なくて検知できない。PCR検査で陰性でも、翌日には陽性になるかもしれないのだから無駄だという議論があるが、だから検査で隔離できるのは六割ないし七割と考えるのである。以上の考察から感度を六〇%、特異度を九九・九%とする。[26]

日本の人口一・二六億人のうち一%が感染しているとすると、真陽性の人が七六万人(一・二六億人×一%×〇・六)、偽陰性の人が五〇万人(一・二六億人×一%×〇・四)、偽陽性の人が一二万人〈(一・二六億人－一・二六億人×一%)×(一－〇・九九九)〉となる。

PCR検査は、新型コロナウイルスのRNAを増幅して検出しているもので、原理的に誤って新型コロナウイルスのRNAが検出されるはずがないものである。それでも偽陽性が出るのは検査機器の汚染など、ヒューマンエラーのことが多い。ヒューマンエラーであれば、やり直しによって偽陽性の人を正しく陰性と判定することができる。つまり、誤って隔離が必要となるのは、せいぜい一日である。偽陽性の人一二万人は削減できるが、ここでは一二万人のままとしておく。一方、感染者を一〇〇%発見できないのは、感染の初期で検出できるだけのウイルス量がなかった、唾液などの検体採取場所にウイルスがなかったことによるので、これは原理的に一〇〇%にはなりえないものである。

検査のコストは、手作業ですれば一回二万円であったが、機械で大量に処理すれば一回二〇〇〇円程度となる。(27) ファイザーやモデルナのワクチンも買えない貧しい国も多い中で、日本で言われていたような一回二万円の検査などしていたはずがない。(28) また、時間がかからずコストも安い抗原検査もある。イギリス、ドイツ、オーストリアでは、抗原検査またはPCR検査で感染者を割り出すことが行われており、感度の低い抗原検査でも十分に効果的との主張もある。(29) PCR検査と抗原検査を組み合わせることも考えられる。ここでは機械化されたPCR検査の費用を二〇〇〇円として、総費用は、二〇〇〇円×一・二六億人＝二五二〇億円である。

コラム2 精度、感度と特異度、PCR検査、抗原検査、抗体検査の意味

新型コロナの検査には、PCR検査、抗原検査、抗体検査がある。うち、抗体検査は、ウイルスに対抗して人体に形成される抗体を測るものであるから、感染した初期の段階では検知できない。PCR検査はウイルスのRNAを測るもの、抗原検査とはウイルスに特有の蛋白質の型を測るものであるから、感染初期に検知できる。抗原検査は、短時間で検査できるが感度は六〇％、特異度は九九％、PCR検査は時間がかかり、感度は七〇％、特異度は九九・九％と言われている。説明の簡略化のために、PCR検査のみを行うこと

として説明する。もちろん、ＰＣＲ検査のさらなる効率化、抗原検査の感度を上げることは重要である。

検査の精度について理解するためには、感度と特異度について理解する必要がある。人口一〇〇人の中で真の陰性者九九人、真の陽性者一人であると仮定する。

感度七〇％とは、真の陽性者で検査も陽性（真陽性）が〇・七人、真の陽性者で検査が陰性（偽陰性）〇・三人

特異度九九・九％とは、真の陰性者で検査も陰性（真陰性）が九九・九％であるということ。すなわち、真の陰性者で検査も陰性の人は九九人×〇・九九九＝九八・九人。真の陰性者で検査が陽性（偽陽性）九九×（一－〇・九九九）＝〇・〇九九人

になるということである。

日本の人口は一・二六億人であるから、全員の検査をすると、真陽性の人が〇・七×一・二六億÷一〇〇＝八八万人、偽陰性の人が〇・三×一・二六億÷一〇〇＝三八万人、偽陽性の人は〇・〇九九×一・二六億÷一〇〇＝一二万人となる。

精度が高いとは、感度と特異度がともに高いことである。

†PCR検査によって接触六割減の世界が実現する

現実には、感染が広がっている疑いのある地域や職域から検査するべきと考えているが、ここではともかく全員を検査するとして話を進める。偽陰性の人はコロナを感染させるが、陽性の人の六割は隔離できているのだから、これまでと同様にしていても、ウイルスとの接触を六割削減した世界が生まれている。真陽性の人七六万人は治療しなければならない。いずれにしろ患者は治療すべきものであるから、これは大量検査のコストではない。また、症状の重い人の多くは現在でも治療を受けているはずである。治療を受けていないとすれば、これは医療のコストではなくても患者のコストになるのだから、社会にとってのまぎれのないコストである。

症状のない人も隔離しないといけないが、発見されなかったらうつしていたのだから、この隔離はコロナ禍のコストを削減している。

偽陽性の人一二万人は隔離しないといけない。この人々をビジネスホテルに二週間隔離するコストは、一人当たり一日一万円×一四日＝一四万円とする。また、働けなくなっているのだから、平均賃金を年四〇〇万円として、一人当たりの働けないコストは四〇〇万÷三六五日×一四日＝一五万円である。ホテル代と合わせて二九万×一二万人＝三四八億円である。前述のように、偽陽性者は、検査をし直せば陽性ではないと分かるのだから、必要なコストは二回目のPCR検査の二〇〇〇円と結果が分かるまでの一日の隔離費用である。ただし、ここではより多めのコストとして一四日間の隔離費用を考えておく。これでPCR検査費用と合わせて二八六八億円（二五二〇＋三四八）である。これでスンナ派がコストと考えるものがすべて入っている。

次に、この検査にかかる時間である。ワクチン接種でも第6章で述べるように、一日一〇〇万回以上できている。唾液でPCR検査をするなら、一日一四〇万回はできるだろうから、三カ月で国民全員の検査が可能である（ちなみに前述の牛嶋論文では、オーストリアは日本の人口に引き直せば一日七〇〇万件のPCRまたは抗原検査をしているとのことである）。

しかし、コロナウイルスは見えない中で次々と人々を感染させていくのだから、一回検査してそれで終わりということにはならない。検査は繰り返さないといけない。三カ月、九〇日に一回検査をするとすれば、年四回で二八六八億円×四＝一兆一四七二億円かかる。これは三カ月かけて感染者との接触を〇・四に減らすという費用である。しかし、一日にできるのは〇・四の九〇分の一乗の〇・九九〇、すなわち毎日一・〇％（一－〇・九九〇）ずつ減らしていくということである。毎日一・〇％ずつ減らしていけば九〇日後に〇・四になることは、（一－〇・〇一〇）の九〇乗が〇・四であることで確認できる。感染者を毎日一・〇%減らすために年に一・一兆円かかるということである。

†感染者を六割隔離できた世界のイメージ

これがどういう意味かというイメージを持っていただくために、日本の現実のデータに当てはめてみよう。第2章で述べたように、二〇二〇年九月の四三四人から二〇二一年一月の四四九四人まで毎日二・三四%ずつ増加した。毎日二・三四%増えるところを毎日一・三四%(二・三四－一・〇)の増加に抑えるために一・一兆円かかるということである。一日四三四人が一〇一日後に四四九七人に増えるところを四三四人×一・〇一三四の一〇一乗＝一六六五人に抑えられる。四四九七人になるまでさらに七五日間の余裕がある(二〇二一年一月八日、それ以前の感染者が四四九七人になったのを見て緊急事態宣言を発出した)。一〇一日後に緊急事態宣言を発出しなければならないところを一七六日後の発出ですむということになる。

大雑把に言って、年に三回の緊急事態宣言を出さなければならないところを年に二回ですむということである。二〇二〇年四月七日から五月二五日まで緊急事態宣言を発出したが、これによって二〇二〇年四－六月期の実質GDPは一一兆円減少した。一回の緊急事態宣言のコストが一一兆円であるとすれば、年に一・一兆円かけてもよいのではないか。

以上は、偽陰性の人がより活動的になって感染を広めるという可能性がないという前提での試算である。かりに四割の偽陰性の人が活動的になって感染を広めるとすると、効果は低下する。さらにＰＣＲ検査の感度が六割よりも低いとしても効果は低下する。すると一・一兆円かけることの効果は低いのではないかという反論があるだろう。

†一・一兆円をかける価値があるか

緊急事態宣言の発出を遅らすために一・一兆円かけることに価値があると私は思うが、現実には難しいだろう。まず、私の計算が信用されないだろうということがある。そもそも私の計算が基本的に正しいとしても、通常の推測誤差を考えれば効果は疑問だという批判があるだろう。陽性者の六割を見出すことは難しく、もっと低いかもしれない。大規模ＰＣＲ検査で感染を抑える程度は弱いので、その効果は容易にゼロになるというのである。また、ＰＣＲ検査や抗原検査で一回二〇〇〇円という数字も、ＰＣＲ検査で二万円と思っていた、あるいは二万円稼いでいた人からの反対があるだろう。また、偽陰性者の活動がむしろ活発になって感染を拡大するという議論も残るだろう。これは容易には真偽の分からない主張である。

さらに、私が大規模一斉ＰＣＲ検査という政策に自分でも賛同しきれない理由がある。

実際に行う行政組織が反対する政策を行うためには、その政策効果が大きくなければならないからである。大規模ワクチン接種の効果は大きく（第6章1、2参照）、消極的だった厚労省ももはや反対はできない。しかし、PCR検査の効果は大きくはない。実施に当たって生じうるあらゆるミスが、容易に政策の効果を低下させる。そうなったときには、あらゆる反対が噴出するだろう。

世田谷の大規模PCR検査で問題になったのは、PCR検査の精度よりも、人々が検査に協力してくれないということだった。であれば、協力してくれない国民に検査を受けてもらうコストは莫大になる。強制力を行使するにしろインセンティブを与えるにしろ、そのコストは私の試算に入っていない。感染症専門家は、検査の精度と人手による検査の限界という理由で反対していたが、人々が検査に協力してくれないというコストに、私は世田谷の大規模検査の事例を調べるまで気が付いていなかった（「コラム3参照。また河合香織『分水嶺』（岩波書店、二〇二一年）第2章は、感染者の情報が集まらないという問題を指摘している）。

現実的には、感染している可能性の高い所、感染すると大変なことになる可能性の高いところ（病院、高齢者介護施設など）を検査して隔離・治療することが現実的だろう。もちろん、熱があって苦しんでいる人は感染者である可能性が高いのだから、調べるべきだ。第2章で述べた、オリンピック関係者も感染すると大変なことになる可能性の高いところになる。感染者は地域的にばらついていたから、感染者の割合の高い地域で集中的に検査するのが現実的で効率的なやり方ということになる。そもそも、図3－3、図3－4で述べたように、日本のＰＣＲ検査数は少なすぎて感染者を取り逃がしていた可能性が高い。大規模一斉ではなくても、現状の数倍の検査は必要だった。

実際に政府がＰＣＲ検査及び抗原検査等に使った予算は一二九九億円である（令和二年厚生労働省補正予算の概要の三回の補正予算のＰＣＲ検査〔抗原検査を含む〕の項目の合計一〇八七億円＋「令和二年度一般会計新型コロナウイルス感染症対策予備費使用実績」の検査体制の項目の合計二一二億円の総計）。これはもっとも必要なところやクラスター対策で発見された濃厚接触者を、一回当たりを無駄に高い費用で調べた結果ということになるだろう。

ちなみに、二〇二〇年度中に行ったＰＣＲ検査数は九二五万回である。これで一二九九億円を割ると一回あたり一・四万円である。私は、費用をかけすぎだと思う。

†本章のまとめ

ＰＣＲ検査をめぐる混乱は、日本の専門家が、世界が行っていることを無視して、独自の考えに固執することにある。世界中で自動検査機械を用いてＰＣＲ検査を行っているのに、機械の導入を抑え、手技によるコストの高い検査に固執し、世界の一〇倍近い費用を国民に押し付けた。財政当局もコストのコントロールができなかった。

大規模なPCR検査による感染者の発見と隔離は、緊急事態宣言の発出を遅らし、年三回発出するところを年二回程度に減少させる効果がある。しかし、これに関する私の試算は信用されない可能性が高い。現実的には、感染の可能性の高い地域や職域などを優先して検査し、大規模検査のコストを下げ、その効果を上げることが望ましい。

政治家は直感的にPCR検査の必要性を理解したが、厚生労働省を動かすことができなかった。政治力の強い医師がPCR検査の拡大を求めたのに（私の述べたような大規模検査を求めたわけではない）、政治力が強いと思えない感染症学者の抵抗でPCR検査が滞ったのは謎である。

コラム3　世田谷区の一斉PCR終了へ

世田谷区は、介護施設の職員ら向けの一斉PCR検査を二〇二〇年一〇月から実施してきたが二〇二一年九月に終了することを決定した。

検査対象は区内すべての介護施設職員など約二・三万人で、これまでに、延べ一五七〇六人が検査を受け、二五人の陽性が判明した他、二〇二〇年一一月には職員と入所者計一五人のクラスター発生を確認した。しかし、その後は検査件数が伸び悩んだ。感染者が出れば施設が閉鎖される可能性もあり、検査を忌避する風潮もあるという。

二〇二〇年の六月以降はワクチン接種が進んだことで新規感染者が減少し、クラスターも四−五月に六件発生してからは確認されていない。一五七〇六件検査して二五人＋一五人と四〇人の感染者しか発見できていない。ただし、施設での感染者が極めて少ないというわけではなく、二〇二一年の四〜五月で計一一六人という(30)。

この記事から理解できるのは、各施設は、感染者を早めに発見して対処するよりも、発見されてから対処することを好んでいるということである。おそらく、施設にとっては、早めに対処しても遅れて対処しても違いがないのだろう。早く感染者が発見され隔離されれば、感染を削減する利益があるはずだが、それは社会全体での利益ではあっても、施設の利益ではないということかもしれない。

世田谷区のPCR検査の中止を、PCR検査シーヤ派の失敗と捉える向きもある。しかし、これは感染が発見されて隔離することのコストが施設にとっては高いということを示すのではないだろうか。稗島《ひえしま》進世田谷区議会議員は、「（PCR検査の）希望者はたった三割しかいないのだが、希望してくる施設というのは、「うちは徹底的に予防策を講じているから、感染者はいない」と自信があるからである。一人も検査に引っかからなかったら、区の検査をパスしたというお墨付きが得られ、利用者にも宣伝できるという〝使い方〟をしているのが実情である。しかし、予想に反して陽性者が出ることがあり、事業者は「あんなに予防しているのに理解できない」と戸惑うことになる」と述べている。[31] 検査で発見されるのが嫌なのであれば、クラスター対策で感染者の発見を試みても同じである。感染者にとって、隔離されることのコストが高ければ、感染者は感染経路を正直に言わないだろう。濃厚接触者または感染源と認定される知り合いに迷惑をかけることになるからだ。シーヤ派にしろスンナ派にしろ、検査を忌避する風潮を弱めることが必要なのではないか。それは隔離や治療の方法を改善することではないか。

また、四〇人の感染者を発見したということは、彼らがそれ以上感染者を増加させることをくいとめたということである。これにかかったコストは、PCR検査のコストが一回二〇〇〇円なら一万五七〇六件を乗じて三一四一万円である。一人の感染者の発見に七九万円かかったことになる。これらの人々が一人に感染させるものとすれば、高齢者一人の感染を避けるために七九万円かかったことになる。第5章3で述べたように、感染者一人に一六五九万円かかっているとすれば、世田谷方式は有効な対策と評価できるのではないか。

注

（1）本章の多くの部分は、安中進「日本でガラパゴス化する「専門知」（一）——新型コロナウイルス対策の例」（The HEADLINE 2020/05/01）に依拠している。特に、1．ＰＣＲ検査の事実の確認の「感染症学者はスンナ派だった」、3．検査増大の主張、4．クラスター対策への固執とＰＣＲ検査の拒否の前半、の三つの部分は安中論文のほぼ引き写しである。安中氏の許可を得て引用させていただいている。

（2）「増えないＰＣＲ検査　安倍首相が旗振れど、現場は改善せず」東京新聞TOKYO Web、二〇二〇年七月二九日。

（3）注2に同じ。

（4）例えば、「安倍政権、支えたのは忖度官僚　財界もメディアも…（西谷修・東京外国語大学名誉教授へのインタビュー）」朝日新聞ＤＩＧＩＴＡＬ、二〇二〇年八月二四日。「忖度競争を招いたゆがんだ倫理観　古賀茂明氏に聞く官僚支配の弊害」毎日新聞デジタル、二〇二〇年九月二日。

（5）辰濃哲郎「安倍首相「忖度しないコロナ」には無力だった　未知のウイルスを前にどんな手腕を発揮したか」東洋経済オンライン、二〇二〇年九月二日。

（6）牧田寛氏は、国立感染症研究所が、標準的な検査方法として、使いやすく現在主流のリアルタイムＰＣＲ法でなく、古典的で手間がかかり検体の汚染も起こしやすい「Nested PCR法」を指定していたことが一因としている（牧田寛『誰が日本のコロナ禍を悪化させたのか？』扶桑社、二〇二一年、一九九頁）。

（7）「日本生まれ「全自動ＰＣＲ」装置、世界で大活躍　なぜ日本で使われず？」TBS NEWS23、二〇二〇年六月二九日（https://www.youtube.com/watch?v=341BaeFmSOw）は、全自動機械でのＰＣＲ

検査と手作業での検査の違いを示している。これを見ると、手作業しか頭になかった感染症専門家が大量のPCR検査に反対したことが理解できる。

ついでに言えば、日本の生産性が低い理由も理解できた。あらゆるところで、このような自動化機械あるいはコンピュータによる手作業の合理化に反対する人々がいるのだろう。

日本には二〇二〇年の初めにはこのような機械がほとんどなかった。中国はコロナが発生する以前の二〇一九年からこのような機械を大量購入していたということだから（「中国、一九年五月にPCR検査機器の発注急増　米英豪チーム分析「一二月初感染」疑問視」日本経済新聞、二〇二一年一〇月五日）、日本が中国に敵わなくなるのは当然だ。

（8）尾形聡彦「『日本のPCR検査少ない』米専門家が指摘　手本は韓国」朝日新聞DIGITAL、二〇二〇年三月一四日。

（9）日本感染症学会・日本環境感染学会「新型コロナウイルス感染症に対する臨床対応の考え方」二〇二〇年四月二日（http://www.kansensho.or.jp/uploads/files/topics/2019ncov/covid19_rinsho_200402.pdf）。最近は変化がないかチェックしたが、同学会のホームページでの「新型コロナウイルス感染症（COVID-19）への対応について」Last Update：二〇二一年一〇月一八日を見ると、二〇二〇年四月二日以降は更新がない。

（10）「急上昇する陽性率、なぜ？　東京二二％、川崎は異様な高さ」朝日新聞DIGITAL、二〇二一年八月一三日など。自費検査を行う民間検査機関の能力は高まっており、データは古いが一日七・五万件の能力があるという（「自費PCR、検査数三倍に　木下など四社、能力一日七・五万件」日経産業新聞、二〇二一年一月二八日）。

（11）「新型コロナの「検査陽性率」はどのように解釈すれば良いか」ヤフーニュース、二〇二〇年一二月一三日。

(12) 京都府立医科大学附属病院・京都大学医学部付属病院「新型コロナウイルス感染症（COVID-19）のＰＣＲ検査に関する共同声明」（https://www.kuhp.kyoto-u.ac. jp/press/20200415.html）

(13) 島田眞路（山梨大学学長）、荒神裕之（山梨大病院医療の質・安全管理部特任教授）「山梨大学における新型コロナウイルス感染症（COVID-19）との闘い（第三報）」医療維新、二〇二〇年四月一五日（https://www.m3.com/open/iryoIshin/article/755041/）。

(14) 田中真生・辻省次「COVID-19に対するＰＣＲ検査体制」2020-08-07　武見基金COVID-19有識者会議（https://www.covid19-jma-medical-expert-meeting.jp/topic/3344）。「このページは日本医師会のご支援により二〇二〇年度に作成されました」と注記されている。執筆した学者は、政府の感染症専門家よりアカデミックに高く評価されているようだ。Google Scholar によると政府の専門家より一〇倍くらいの論文がヒットする。

(15) 「専門家に聞く〝新型コロナウイルス〟との闘い方と対策」Nスペ Plus、二〇二〇年三月二七日（https://www.nhk.or.jp/special/plus/articles/20200326/index.html）。

(16) 「新型コロナウイルス感染拡大阻止　最前線からの報告」Nスペ Plus、二〇二〇年四月一五日（https://www.nhk.or.jp/special/plus/articles/20200414/index.html）。

(17) 「世に倦む日日ブログ　押谷仁のギブアップ宣言—対策に失敗して愚痴と言い訳を始めた作戦参謀」2020-04-16、https://critic20.exblog.jp/31027139 も押谷教授の意見の変化を指摘している。

(18) 栗田順子編著、大日康史・菅原民枝協力『新型コロナウイルス感染症　第一波のパンデミック・シミュレーション——数理モデルからの振り返り』（技術評論社、二〇二〇年、三六頁）は、前田秀雄・押谷仁「クラスター対応戦略の概要（二〇二〇年三月一〇日暫定版）」（https://www.jsph.jp/files/

docments/COVID-19_031102.pdf）に関して、「八割の人が誰にも感染させていないのではなく、八割の感染者が感染させた人を見つけられなかった」のだと指摘している。

(19)「陽性申告者の利用はわずか二％　コロナ接触確認アプリ「ＣＯＣＯＡ」導入から一年」東京新聞、二〇二一年六月二一日。

(20)「ＣＯＣＯＡ沈黙の四か月　不具合はなぜ見過ごされたか」ＮＨＫ政治マガジン、二〇二一年二月一〇日。

(21)「ＣＯＣＯＡ無責任の連鎖、多重委託　厚労省に専門知識なく」日本経済新聞電子版、二〇二一年四月一七日など。

(22)「厚労相「誤解」発言に批判相次ぐ　混乱は国民や保健所のせい？」東京新聞 TOKYO Web、二〇二〇年五月一二日。

(23) 注14に同じ。

(24)「PRESS RELEASE 2020/9/29 新型コロナウイルス唾液ＰＣＲ検査の精度が約九〇％であることを世界最大規模の研究により証明！」北海道大学病院、二〇二〇年九月二九日（https://www.huhp.hokudai.ac.jp/wp-content/uploads/2020/09/release_20200929.pdf）。

(25) 小黒一正「ＰＣＲ検査体制の拡充と偽陽性の問題」（焼田党・細江守紀・藪田雅弘・長岡貞男編著『新型コロナ感染の政策課題と分析』日本評論社、二〇二一年、第2章）によれば、ＰＣＲ検査の特異度は九九・九九六九％以上であるという。

(26) Lauren M., et al., "Variation in False-Negative Rate of Reverse Transcriptase Polymerase Chain Reaction-Based SARS-CoV-2 Tests by Time Since Exposure." *Annals of Internal Medicine.* 2020; M20-1495. https://www.acpjournals.org/doi/10.7326/M20-1495. Figure 2は、感染後ＰＣＲ検査で偽陽性に

なる比率を感染後の日数ごとに示している。これによると二一日間の平均で偽陽性が四〇％ぐらい、すなわち、感度六〇％ぐらいになるようである。
(27) 牧田寛『誰が日本のコロナ禍を悪化させたのか？』扶桑社、二〇二一年、二〇三頁により二〇〇〇円とした。
(28) 台湾は、ファイザーのワクチンは、一五〇〇万回分を一九〇億円で購入したということだから、一回一二六七円である（「台湾、苦肉のワクチン調達」日本経済新聞、二〇二一年九月三日）。
(29) 牛嶋俊一郎「新型コロナウイルス検査の後進国日本」公益財団法人都市化研究公室『論壇』Vol.4、二〇二一年七月（http://www.riu.or.jp/document/logical_report2104.pdf）。
(30) 以上は、「世田谷区一斉ＰＣＲ終了へ」読売新聞オンライン都民版、二〇二一年八月二〇日。
(31) 稗島進世田谷区議会議員のブログ「失敗してよかった〝世田谷モデル〟」二〇二一年一月一三日（https://hieshimasusumu.com/blog/1028/）。

第4章　緊急事態宣言の効果

二〇二〇年四月、二一年一月、四月、七月と四回の緊急事態宣言を発出しているが、その効果はいかなるものだったのか。また、効果を発揮するメカニズムはどのようなものだったのか。宣言は基本的には自粛を呼びかけるもので、法的強制力は弱かった。宣言とともに、どのような具体的な政策をすべきだったのかを議論する。

また、コロナ感染者をゼロにする、いわゆるゼロコロナ政策についても論じる。

1　緊急事態宣言の発出

†四度の緊急事態宣言

二〇二〇年四月七日、政府は緊急事態宣言を東京、神奈川、埼玉、千葉、大阪、兵庫、

福岡に発出。一六日には四七都道府県に拡大。五月四日には宣言を五月三一日まで延長。その後、五月二一日には首都圏の一都三県と北海道を残して宣言を解除。二五日には全国で解除した。

緊急事態宣言は、法的強制力を持つものではなかったが、厚生労働省の新型コロナウイルス感染症対策専門家会議は、国民が人との接触を避ける、特に3密を避けるという要請を受け入れて自主的に行動変容（外出自粛）に協力したことが感染症をある程度抑えこめた要因としている（厚生労働省専門家会議「新型コロナウイルス感染症対策の状況分析・提言」二〇二〇年五月二九日）。

その後、二〇二〇年一〇月まで落ち着いていた感染者数は一〇月末以降急増した。さすがに一二月一日にはGoToキャンペーン（第8章2参照）が停止されたが、その後も感染者数の急増は収まらなかった。そこで二〇二一年一月八日（三月二一日まで）には二回目の緊急事態宣言が発出され、さらに三回目が四月二五日（六月二〇日まで）に、四回目が七月一二日（九月三〇日まで）に発出された。二〇二一年になってからの緊急事態宣言は、その期間が長く、宣言が発出されていない期間は三四日間、二一日間と短くなっている。表4-1は、これらの緊急事態宣言の内容を簡単に整理したものである。

もちろん、感染症は地域の問題であり、地域の感染者数と医療資源の相対的関係の問題

	第1回目	第2回目
期間	2020年4月7日〜5月25日	2021年1月8日〜3月21日
日数	49日間	73日間
地域	東京等7都府県 (4月16日から全国に拡大)	首都圏4都府県 (1月14日から7府県を追加)
飲食店	午後8時まで	午後8時まで
商業施設	休業(生活必需品を除く)	午後8時まで
イベント	中止か延期	上限5000人かつ収容率50%以内
学校	休校要請	休校せず
鉄道	減便申請せず	減便申請せず
	第3回目	第4回目
期間	2021年4月25日〜6月20日	2021年7月12日〜9月30日
日数	67日間	52日間
地域	東京、大阪、京都、兵庫の4都府県	東京(8月2日から大阪、埼玉、千葉、神奈川を追加)、沖縄は5月23日から連続して宣言)。8月25日から8道県を追加
飲食店	酒かカラオケの提供店は休業 (その他は午後8時まで)	酒かカラオケの提供店は休業 (その他は午後8時まで)
商業施設	休業(生活必需品を除く)	休業(生活必需品を除く)。午後8時まで
イベント	原則無観客	上限5000人かつ収容率50%以内。午後時まで
学校	休校せず	休校せず
鉄道	平日の終電繰り上げ、土日・祝日の減便を要請	平日の終電繰り上げ、土日・祝日の減便を要請

表4-1　緊急事態宣言の比較

(出所)読売新聞2021年4月24日等新聞報道。内閣官房 新型コロナウイルス感染症対策>新型コロナウイルス感染症

(注)このほかに、まん延防止等重点措置が取られているが、省略した。

でもあるのだが、本書においては、地域の問題は扱わないことにした。また、様々な地域でコロナ対策の先進的な取組みが見られた。ここから地域相互にも中央政府においても学ぶべきことは多かったが本書はそのような事例を扱っていない。それぞれの地域の問題と対応よりも日本全国と政府の対応の問題に焦点を当てたかったからである。

†まん延防止等重点措置

さらに、二〇二一年二月一三日に緊急事態宣言を補足するものとしてまん延防止等重点措置が新設された。まん延防止等重点措置とは、緊急事態措置が全国的かつ急速なまん延を抑えるための対応であるのに対し、特定地域からのまん延を抑えるための対応とされているが、違いは、緊急事態措置が時短要請・休業要請（命令を発出し三〇万円の過料を科すことができる）、住民に外出自粛要請、イベント開催の制限・停止ができるのに対し、まん延防止措置は、時短要請（命令、過料二〇万円）しかできず、住民の外出自粛要請ではなく知事の定める区域にみだりに出入りしないことの要請しかできないことが違いである。いずれにしろ自粛しか要請できないのであるからあまり違いがないような気もするが（過料の額が少し異なる。内閣官房「新型コロナウイルス感染症対策〉まん延防止等重点措置」）、緊急事態という言葉自体にそれなりのインパクトがあったのかもしれない。

2 緊急事態宣言と感染者数と人出の推移

†人々の恐怖が人流を抑えた

緊急事態宣言と感染者数、死者数（作図のために一〇〇倍してある）と人出の関係を見ると図4－1のようになる。ここで人出は、Google COVID-19: コミュニティ モビリティ レポートによるものである。人出は、小売店と娯楽施設、食料品店とドラッグストア、公園、乗換駅、職場、住居に分かれている。小売店と娯楽施設、乗換駅、職場は同じように動いているが、食料品店とドラッグストア、公園、住居は異なる動きをしている。職場に行かなければ自宅近くを、小売店と娯楽施設に行かなくても、食料品の買い出しは必要で、娯楽施設の代わりに公園に行くのだろう。いずれも変動の多いデータなので、七日平均を取り、かつ、小売店と娯楽施設、乗換駅、職場のうち、もっとも変動の小さい乗換駅を選んだ。乗換駅が感染源となっているというのではなく、人の集まるところに乗換駅を使って集まることから、人出の多寡を計る良い指標になるということである。人出は、コロナ以前と比べて何%変化したかという指標である。図には緊急事態宣言発出期間も示している。

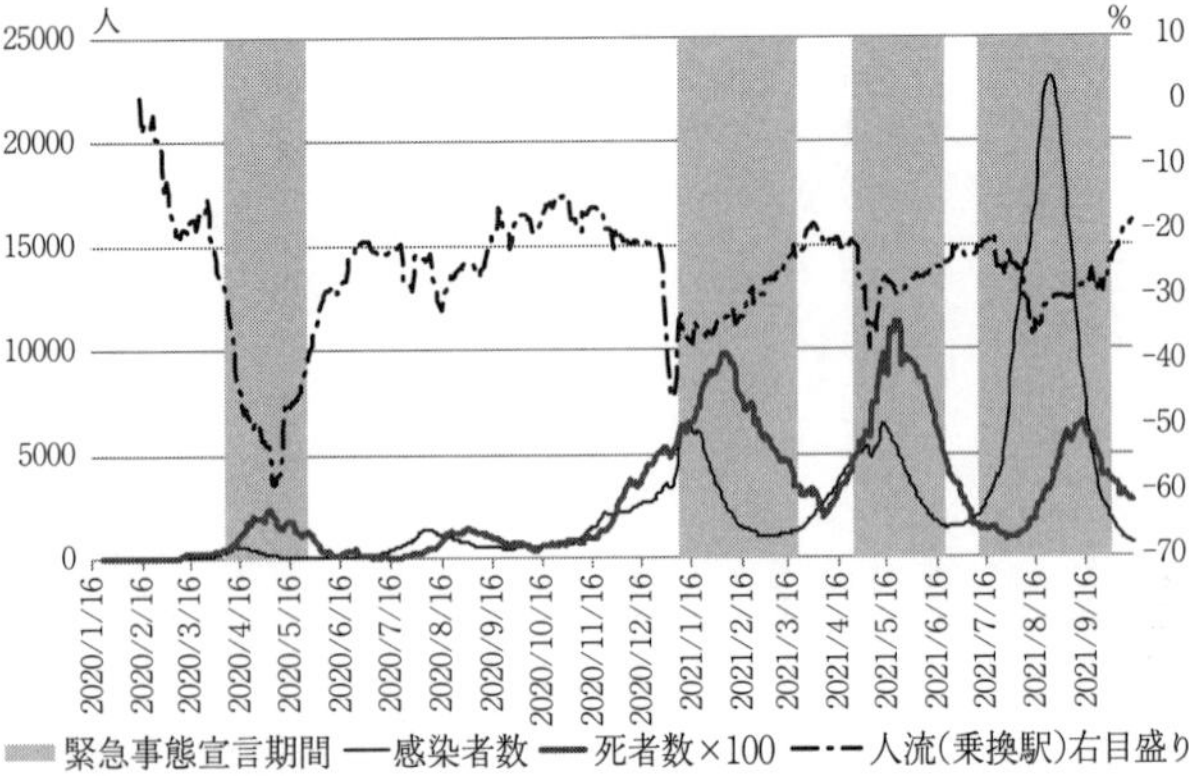

図 4-1　コロナ感染者、死者、人流、緊急事態宣言

（出所）Google COVID-19：コミュニティ　モビリティ　レポート https://www.google.com/covid19/mobility/?hl=ja。厚生労働省「新型コロナウイルス感染症について」オープンデータ

（注）7日間平均している。

ここからは、人出を二〇二一年四、五月ごろから使われるようになった「人流」という言葉に置き換えるが、小池百合子東京都知事が二〇二一年五月に人流抑制と言い出してから特に広く使われるようになり、その後政府も同じ言葉を使うようになった[1]。

人流の減少で人と人との接触が減少すれば、潜伏期間の一－二週間遅れて感染者が減少するはずである。図を見ると、人流が減少して二－三週間してから感染者数が減少しているようである。ただし、二〇二一年七月一二日の緊急事態宣言では、少し遅れて人流が減少しているにもかかわらず感染力の強いデルタ株のために感染者数は増加していった。ただし、ワクチン接種の効果で死者はそれほど増加していない。これらのことは想定通りであるが、注目すべきは、実際に緊急事態宣言が発出される前から人流が減少していることである。

宣言の前に人流が減少するのは、緊急事態宣言の効果がないというのではなく、その前の感染者の増加が報道されマスコミのコロナ煽り報道によって自粛がなされるというメカニズムを表しているのだろう。政策よりも「空気」や「同調圧力」が大きな力を発揮しているということだ。第一回の緊急事態宣言は二〇二〇年四月七日に発出されたが、第2章で述べたように、三月二九日にタレントの志村けん氏が新型コロナにより死亡したことが大きく報道され、四月三日には北海道大学（現京都大学）の西浦博教授が「コロナ感染症を抑えるためには人と人との接触を八割削減すべき。」と、また同一五日に「何もしないと、四〇万人以上が死亡する」（第2章2「接触八割減」参照）と述べたことが影響を与えていよう。

さらに、マスコミは感染しても治療を受けられない状況を報道し不安を煽っていた。朝日新聞に医療崩壊に関する記事が掲載されたのは二〇二〇年二月が最初で二件だったが、四月には一七六件に跳ね上がった。その後一〇－三〇件程度に落ち着くが、二〇二〇年一二月には六二件、二一年四月には四五件、八月には五件となった（朝日新聞「聞蔵ビジュアル」により検索）。ただの風邪でも病院に行って抗生剤をもらっていた国民としては、治療を受けられないという不安には耐えられない。不安を払拭《ふっしょく》するためには、感染しないようにするしかない。医療体制拡充の失敗が国民に恐怖を与え、恐怖が国民の行動自粛を促し、感染症対策の限定的な成功をもたらしたのではないか。(2)

†発出と解除のタイミング

これら緊急事態宣言の発出と解除のタイミングは適切だっただろうか。第一回については、発出の前から人流が急速に低下している。これはマスコミの煽り報道のためであろう。早めに緊急事態宣言を発出しても同じだったと思うが、非常事態宣言の発出が経済を悪化させるのを恐れたこと、経済悪化に対する補償が用意されていない中で、お願いベースとは言え緊急事態宣言を発することをためらったのだろう。その後、わけの分からない多額の予算が支出されていることを考えれば(第8章4参照)、支出にためらうことはなかったと私は思うが、この時点で巨額の補償のための支出を覚悟できなかったのは仕方がない。また、感染者数が主要先進国に比べてわずかということもあっただろう。

第二回の発出は遅れた。これは二〇二〇年八月の第二波が何もしないうちに収まったということがあるのだろう。しかし、一一月には八月のピークを越えていたのだから、この時点で発出することも考えられた。二〇二一年三月二一日の解除は、感染者数が増加している時期であったから、解除が早すぎたのではないか。四月二五日の発出もタイミングが遅いと言えるだろうが、三月二二日に解除してすぐ発出というわけにはいかなかったのかもしれない。六月二〇日の解除も感染者数が下がりきっていない段階でのものだった。オリンピック前に緊急事態宣言を解除しておきたかったのかもしれないが、七月一一日は再び発出を余儀なくされたのだから、無理に解除する必要はなかった。七月の感染者の急拡大はデルタ株によるもので仕方がないと私は思う。それでも、おそらくワクチン接種の効果によって、九月から急減した。

後知恵で判断すれば、二〇二〇年一一月に宣言を発出しなかったことが感染を広げることになったのではないかと私は思う。その後の二〇二一年になってからの発出と解除のタイミングは、オリンピックを介した政治的思惑によるものだろう。しかし、感染者は指数関数で伸びていくのだから、むしろオリンピックのような政治的イベントの前に感染者を減少させておくことが大事だという判断に至らなかったことが失敗だった（このメカニズムは第2章コラム1で説明している）。しかし、オリンピック後には九月末まで緊急事態宣言を延長し、ワクチン接種の普及とあいまって感染者数を低減させたまま二〇二一年一〇月三一日の衆議院選挙に臨むという戦略ができていたようである（デルタ株以上の強力な変異株は現れずこの戦略は成功した）。自民党は、政治的なイベントの前に感染者を何としてでも減らしておくことが大事ということを学んだのであろう。選挙の結果は、自民党にとって成功だった。

†緊急事態宣言の効果の国際比較

日本の緊急事態宣言は自粛要請と休業支援だけで、諸外国のような強制力を持たないので効果が弱いと言われているが、実際はどうだったのだろうか。国際的な効果を比較できるものとしてGoogle Mobilityの人流データがある。日本についてすでに説明したように、どの国でも、緊急事態宣言の発出とともに小売店と娯楽施設、乗換駅、職場は同じように低下しているが、食料品店とドラッグストア、公園、住居は低下していない。

欧米では、日本ほど公共交通機関が利用されていないが、それでも日本と同じように動いているので、乗換駅を共通の指標に選んだ。この指標は、時系列で見るには正しいが国際比較で見るには正しくないとGoogle Mobilityに注記されているが、コロナ以前の人流と比べてどれだけ低下しているか示している点では世界共通である。そこで、この指標である程度比較できるとして比べてみたのが図4－2である。

図を見ると、日本は要請ベースの緊急事態宣言で、強制力をもつフランスやドイツと同程度の人流抑制効果があった。フランスの第一回の緊急事態宣言では、確かに強い効果が

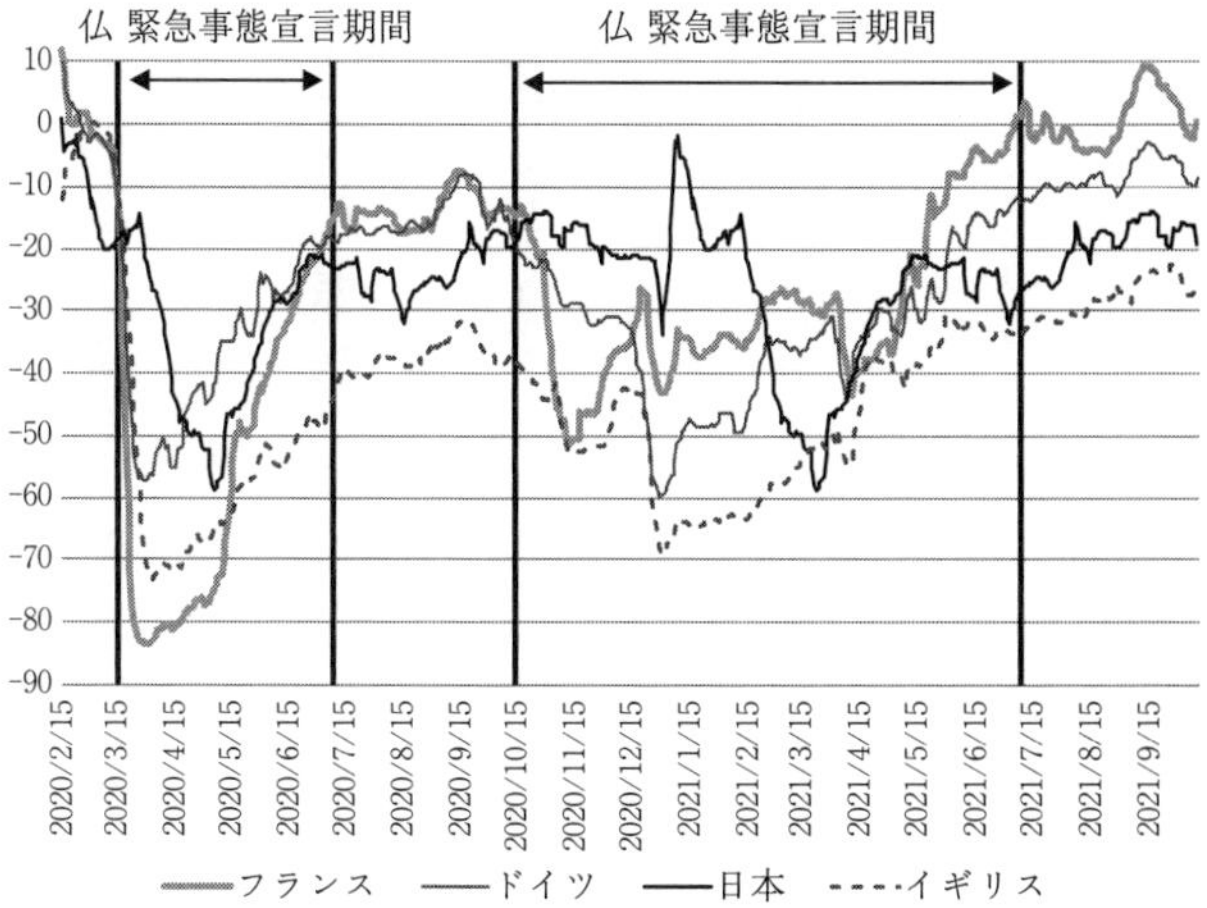

図4-2　日本の自粛はフランスの緊急事態宣言なみの効果
（出所）ourworldindata.org/covid-google-mobility-trends
（注）7日間平均している。
フランスの公衆衛生緊急事態宣言は2020年3月17日都市封鎖、7月10日解除、10月16日宣言、21年6月1日解除

あったが、その後効果が薄れている。

イギリスは、初期には感染することで集団免疫を得るという作戦と言われていたが、初期の現実の人流の低下は大きかった。イギリスが最初に都市封鎖を行ったのは二〇二〇年三月二三日だが、それ以前から人流は減少していた。これは集団免疫作戦に対する科学者の反対などがイギリス国民の行動に影響を与えた結果かもしれない。バーミンガム大学のウィレム・ファン・シャイク教授は、「集団免疫の効果を目指すには、イギリス国内だけで少なくとも三六〇〇万人が感染し回復しなくてはならない。……控え目に見ても数万人、

場合によっては数十万人が死亡する」と述べたとのことである。(3)
日本に強制力のある緊急事態措置がないことが、感染抑制の決定的な弱さになっているとは言えないのではないか。(4)

3　緊急事態宣言と休業等への支援措置

†幅広い支援対象業者

緊急事態宣言に基づき、休業や営業時間短縮を求めるために様々な支援措置が採られている（内閣官房「新型コロナウイルス感染症対策＞新型コロナウイルス感染症に伴う各種支援のご案内」に詳細な支援策が説明されている）。支援策は感染症が深刻になるとともに拡充されているので、時期によって異なるが、二〇二一年一〇月二〇日時点の情報によって簡単に整理したのが表4－2である。

ここで表の第二項目の月次支援金が得られる業者は幅広い。飲食店、旅行業者に加えて、食品の小売店、アパレル、美容院、マッサージ店、塾、病院、福祉施設、薬局、さらに、これらと取引がある経営コンサルタント、システム開発、映像制作、農漁業者、要するに

項目	施策
休業要請等に応じ、飲食店を休業・営業時間短縮	【中小企業】：売上高に応じて1日3万～10万円等 【大企業】売上高減少額に応じて1日最大20万円（中小企業も選択可能）
月次支援金（緊急事態宣言に伴う飲食店の休業・時短営業、外出自粛の影響等により売上が減少）	売上50％以上減の中堅・中小事業者 法人20万円／月、個人10万円／月
酒類を提供する飲食店への休業要請、酒類の提供停止要請の影響で売上が減少する酒類販売業者への支援	月次支援金の給付（売上50％以上減の場合、売上減少分を給付（上限：法人20万円／月、個人10万円／月）） ・要件を緩和し、給付対象を売上30％以上減の事業者に拡大（さらに、2ヶ月連続、売上15％以上減でも給付対象） ・売上50％以上減の事業者：上限 法人40万円、個人20万円 ・売上70％以上減の事業者：上限 法人60万円、個人30万円 ・売上90％以上減の事業者：上限 法人80万円、個人40万円
時短要請等に応じ大規模施設等を営業時間短縮等	①時短要請等に応じた大規模施設（1,000㎡超） 自己が利用する休業面積1,000平米毎に20万円／日（直営部分）＋テナント等向け協力金単価の1割相当額 ②上記施設のテナント等 各テナント等の休業面積100平米毎に2万円／日
公演・展示会・遊園地が中止・休園	キャンセル費用　上限2,500万円 再開支援　上限3,000万円
公演・展覧会・スポーツ イベント等が中止	キャンセル費用　最大2,500万円
雇用調整助成金	休業手当等の最大10/10を助成（日額最大15,000円）
在籍出向で雇用を維持したい／在籍出向の人材を活用したい	出向中の費用を出向元・先双方に最大で中小は9/10、大企業は3/4助成（日額最大12,000円（出向元・先の計））さらに出向に係る初期費用1人当たり最大15万円助成
休業期間中、賃金が支払われない	中小企業で働く従業員（パート・アルバイト含む）に対して日額最大11,000円を支給。大企業で働く一部の従業員も対象
コロナで離職を余儀なくされた方を雇いたい（シフト減で実質的に離職状態にある方も含む）	3か月の試行雇用期間中一人当たり月額4万円助成（短時間労働は月額2.5万円）

表4-2　新型コロナウイルス感染症に伴う各種支援
（出所）内閣官房　新型コロナウイルス感染症対策>新型コロナウイルス感染症に伴う各種支援のご案内（2021年10月20日）。
（注）支援策は感染症が深刻になるとともに拡充されているので時期によって異なる。また、緊急事態宣言とまん延防止等重点措置によっても都道府県によっても異なることがある。

ほとんどの事業者ということになる。ここで病院が入っていることが興味深い。すべての病院がコロナ対応に忙殺されているのではなく、病院への外出を避ける人々によって大きく売り上げが減少している病院のあることが示唆されている。

申請に必要な書類は、二年間の確定申告書、売上台帳、本人確認書類、通帳などであり、確定申告書を税務署が確認することもないので、不正受給が頻発するのは当然とも思われる。うちもっとも有名な事例が、経産省のキャリア官僚二人が、不正受給で逮捕された事件だ。[5] 経済産業省も「不正受給及び自主返還について」で不正受給の返還を求めている。[6] 不正受給には割増返還金、氏名の公表、事案によっては刑事告発するが、「持続化給付金または家賃支援給付金の給付要件を満たさないにも関《ママ》わらず、誤って申請を行い、受給してしまった場合などについて」、自主的な返還を呼びかけている。刑事告発の手間が間に合わないほどの「誤った申請」があるということだろう。二〇二一年一〇月二八日時点で、持続化給付金の返還申出が二〇〇九一件あり、返還済み金額が一五四億円、家賃支援給付金の返還申出が一〇二五件あり返還済み金額が七・五億円あるとのことである。

†休業支援額

申請に必要な書類はよほど零細企業でなければ常に準備しているものと思われる。飲食サービス業の二〇一九年の従業者一人当たりの売上が年四七七万円、月四〇万円、一日一三二五〇円である（総務省「サービス産業動向調査」）。五人の従業者であると一日の売上は六六二五〇円となる。一日の支援金四万円（二〇二一年一〇月に一部三万円に減額）は、固定費がなければなんとかなる額だと思われる（家賃など固定費の支援もある）。個人、中小事業主にとってはある程度の所得の補償がなされていると言ってもよいのではないか。

日本の休業支援金が他国と比べて不足とされているが、ドイツ、フランス、イギリスと比較すると日本はそれほど変わらないようである。違いは、日本において規模に応じた支払いの限度額が低いことのようである。(7) 日本の休業支援がこれらの国とあまり変わらないことは、コロナ関連支出の対GDP比がヨーロッパの主要先進国よりもむしろ高いレベルであることからも推測できる。ちなみに、コロナ関連支出の対GDP比は、フランス九・六%、ドイツ一三・六%、イギリス一六・二%、日本一六・五%である（IMF推計。第8章5参照）。

4　ゼロコロナ対策で解決できるのか

†ゼロコロナは不可能

本書では、コロナ感染症対策と経済との関係にはトレードオフがあることを前提に議論している。しかし、トレードオフはない、ということも考えられる。

ゼロコロナとは、一度コロナをゼロにすれば、その後経済を復活させることができるのだから、今は苦しくても将来の利益にかけた方がよいという考えである。つまり、緊急事態宣言を何度も出すより、一回の強力な緊急事態措置によってコロナ感染者数をゼロに抑えれば、その後はもはや宣言を出さなくてもよいのだから、むしろ経済的にも利益になるという考えである。しかし、ゼロコロナとは、おそらく不可能な政策である。なぜなら、ウイルスはどこかにいてどこからでも感染するものだからである。

新型コロナウイルス対策をめぐり立憲民主党は、二〇二一年二月二五日、集中的な感染対策で市中感染をほぼゼロに抑え込んでから社会経済活動の回復を目指すとした「ゼロコロナ戦略」を発表した(8)。

確かに、最初の緊急事態宣言（二〇二〇年四月七日－五月二五日）が発出された二〇二〇年四－六月期の実質GDPは前期比年率マイナス二八・一％だった。その後、七－九月期には二三・二％、一〇－一二月期には一一・九％と二期連続のプラスとなったが、二〇二一年一月八日には再び緊急事態宣言が発出され、二〇二一年一－三月期の実質GDPはマイナス四・二％になった。さらに、二〇二一年四月二五日の緊急事態宣言で四－六月期の実質GDPは一・九％と低成長が続いた。四度の緊急事態宣言でマイナス成長や低成長を何度もするより、一回の徹底的な緊急事態宣言でコロナを撲滅すれば、マイナス成長は一回で済んだだろうというのである。

その実例として台湾、ニュージーランドが挙げられている。これらの国のように徹底的に抑え込んで、海外からの入国者の隔離を徹底すればさらなる感染はないというのである。

†ゼロにした後も対策は必要だ

第1章の図1－2に見たように、ニュージーランド、台湾を見れば見事に抑えられている。オーストラリアと韓国を見るとやや微妙であるがやはり少ない。日本と比べても、主要先進国と比べても当然、格段に少ない。

ただし、一度ほぼゼロにしたから対策を取らなくてもよいというわけではない。例を挙げると、オーストラリアは、海外からの入国を制限するのみならず、州をまたいだ移動も制限した。立食のパーティーは禁止、ソーシャルディスタンスに基づく入場制限も行った。(9)

ニュージーランドでは、最大都市オークランド(人口一六五万)では二〇二一年二月二八日にロックダウン(都市封鎖)が発令された。(10)

韓国は、スキー場の閉鎖、五人以上の飲食の禁止、はては刑務所でクラスターが発生しているので凶悪犯以外は逮捕しないという政策も行われたという。(11)

台湾では、入国規制が厳密であるほか、マスク着用の義務化、検温とアルコール消毒の徹底をしている。イベントにおいては空間の確保と換気、会場での飲食禁止などをしている。また、感染者が発見された場合、プライバシーに注意しながら濃厚接触者を発見するなどの措置が厳密に取られている。(12)それでも、完全に検疫するのは難しい。優等生の台湾も二〇二一年五月以降感染者が激増した。ただし、ほぼ二カ月で抑え込んだ。方策は、マスクの着用や隔離の徹底、感染ルートと接触者の追跡、飲食店や商業施設の利用に関し、連絡先を紙で記入、追跡アプリのQRコードを読み取ってもらうなどであった。(13)

繰り返しになるが、一度ゼロにすれば、後は自由に経済活動ができるというわけではなく、抑制策は必要だ。第1章の図1-2で、これらの国の実質GDPを比較すると、いずれも日本よりも成績が良い。ただし、主要先進国と比べると、日本より感染者の多いアメリカが日本より成績が良いという結果になっている。いずれの国もトレンドとして日本より成長率が高い。成長率が高ければ、コロナ対策の巧拙にかかわらずコロナ以前のピークには戻りやすい。ゼロコロナ政策が、必ず経済の犠牲を抑えるとまでは言えないようだ。

†感染者の増加レベルを抑える意味はある

では、ゼロコロナを目指すことは意味がないのか。そんなことはない。感染者数を抑えておけば、感染者の急激な増加を抑えることができる。第2章コラム1で述べたように、一日一〇〇〇人の感染者が一万人になるまで一〇一日かかるが、一万人が二万人になるまで三〇日しかかからない。一万人であれば、医療崩壊が起こらないが、二万になると崩壊が起こるとする。すると、一〇〇〇人にまで減らしておけば、医療崩壊を心配しないといけない二万人になるまで一三一日かかるが、一万人にしか減らしておくことができなければ三一日間で医療崩壊を招く二万人に達する。一日当たり一万人なら医療体制の崩壊が起きず、かつ、二万人でも崩壊しない医療体制を整備するのに巨額のコストがかかるのなら、無理やり一日一〇〇〇人にまで減少させる意味があるかもしれない。

一方、一〇〇〇人までにするコストが大きければあえてそうする理由もないかもしれない。しかし、一〇一日後まで抑制しておく理由があれば、無理をしてでも感染者を減らし、次の感染者増まで時間がかかるようにしておくのは合理的かもしれない。例えば、前述のように、その時点でどうしても大規模なイベント（例えばオリンピック）をしたい、その時点には画期的な治療薬やワクチンが供給されるような場合だ。オリンピックをしたいから緊急事態宣言を早く解除したという議論があったが、[14] むしろオリンピックの直前まで緊急事態宣言を続けて感染者を十分に抑えておけば、そこから増加するのに時間がかかるのでオリンピック期間中に緊急事態宣言を発出する可能性を低下できたはずである。

その後、立憲民主党は、二〇二一年六月一〇日、「zero コロナ」戦略を改訂した（立憲民主党「zero コロナ」戦略〔改訂版〕二〇二一年六月一〇日改訂）。ゼロコロナ戦略は、ウイルスをゼロにすることではなく、感染拡大の繰り返しを防ぐことで早期に通常に近い生活・経済活動を取り戻す戦略で、台湾・オーストラリア・ニュージーランドモデルであると言い出した。現実的な政策を掲げる必要があると認識したのだろう。

†ハンマー＆ダンス

新型コロナ感染症の波が襲ってきたころから、ハンマー＆ダンスという言葉が感染症専門家の間で使われていた。[15] コロナを完全に抑えることはできないが、急激に増加しては医療崩壊を起こしてしまう。だからコロナの波が躍り出た（ダンス）時には、厳しい措置（ハンマー）によって感染の拡大を抑える。これを繰り返しながら、医療供給体制を拡充する、治療薬やワクチンの開発を待つ、あるいは集団免疫を得る（この対応が採用できないことは第2章5「指定水準を落とせばよいのか」で説明）という戦略である。

ところが現在、この言葉はあまり使われていない。おそらく、ハンマー&ダンスをしながら、体制整備をするというニュアンスがあることが専門家に嫌われたのかもしれない。医療体制の拡充に失敗しているからだ（第5章3参照）。

本章のまとめ

日本は、二〇二〇年四月、二一年一月、四月、七月と四回の緊急事態宣言を発出している。二一年になっての一～九月の間では、東京で見れば、緊急事態宣言が発出されていない期間は五五日間しかない。まん延防止措置期間を含めると、何もない期間は二三日間しかなかった。

自粛への協力を求め、支援金を払うという政策が行われ続けてきた。支援金の額は、特に大企業には不十分であったが、それでも宣言とともに人流が減少し、感染者数も減少した。宣言というよりも、自粛を求め、医療崩壊だという報道が人流を低下させたのかもしれない。

政府はコロナ対策と経済回復の両方を目指したが、ゼロコロナという考えもある。一度徹底的にコロナを抑えれば、その時経済は悪化しても、その後コロナ対策は必要なくなるので、むしろ経済的にもうまくいくという考え方である。他国の状況を見ると、一度ゼロコロナにすればその後は対策が必要ないというわけではなく、経済が必ずうまく回復するとも言えないようだ。

ただし、感染者をゼロに近づければ、その後、感染者数が医療体制に負担をかけるまで増加するのに時間がかかるという便益はある。この便益が高く評価できるなら、あるレベルまでゼロコロナを目指す価値があるかもしれない。

注

(1) 小池都知事の用例は、例えば、「〝宣言〟延長受け小池都知事「人流抑制が最重要」」テレビ朝日ニュース、二〇二一年五月二九日。

(2) リスク認識の変化により人々の行動が変わることは井深陽子「感染リスクと行動変容 —— Google COVID-19：コミュニティ・モビリティレポートを用いた実証分析」(焼田党・細江守紀・藪田雅弘・長岡貞男編著『新型コロナ感染の政策課題と分析』日本評論社、二〇二一年、第4章)でも指摘されている。

(3) 「イギリス独自のウイルス対策、「国民の命を危険に」と多数の科学者反対」BBC NEWS Japan、二〇二〇年三月一五日。

(4) ヨーロッパのコロナ対策については、植田隆子編著『新型コロナ危機と欧州』（文眞堂、二〇二一年）を参照。

(5) 「経産省キャリア2人、「家賃支援給付金」不正受給の疑いで逮捕」読売新聞、二〇二一年六月二五日。

(6) 「不正受給及び自主返還について（持続化給付金・家賃支援給付金）」（https://www.meti.go.jp/COVID-19/kyufukin_fusei.html）。

(7) 内閣府「世界経済の潮流 二〇二一年Ⅰ ポストコロナに向けて」表3、二〇二一年八月、参照。

(8) 「立憲民主党「zero コロナ」戦略（改訂版）」二〇二一年二月二五日、二〇二一年六月一〇日改訂、立憲民主党政務調査会立憲民主党新型コロナウイルス対策本部（https://cdp-japan.jp/COVID-19/zero-covid-strategy）。

(9) 「豪シドニーで感染拡大、制限厳格化へ　新型コロナウイルス」BBC NEWS Japan、二〇二〇年一二月二一日など。

(10) 「NZ最大都市に再びロックダウン　コロナ感染者の報告続く」AFPBBニュース、二〇二一年二月二八日など。

(11) 「韓国、深刻なコロナ第三波へ超強硬対策　まさかの裁判所閉鎖や検察の逮捕停止まで」NEWSWEEK日本版、二〇二〇年一二月二六日など。

(12) 藤重太「域内感染「ほぼゼロ」の台湾にみる、正しいコロナ対策」ダイヤモンド・オンライン、二〇二一年一月一九日など。

(13) ウェイン・スン「コロナ第二波も即座に封じ込め成功の台湾、見習うことしかないその対応」ニューズウィーク日本版、二〇二一年八月四日。「コロナ優等生の台湾でなぜ感染が広がったのか」東洋経済オンライン、二〇二一年五月三一日。
(14)「東京五輪ありきの政治日程　宣言解除にこだわった政府の本音」毎日新聞電子版、二〇二一年六月一七日。
(15)「「ハンマー&ダンス」微妙な判断迫られる小池知事…東京二三区のみ時短営業要請を延長」(FNNプライムオンライン、二〇二〇年八月二七日)に、「「ハンマー&ダンス」…実は、新型コロナウイルスを巡り第一波のころから医療関係者の間で頻繁に使われていた言葉だ」とある。

第5章　医療資源の動員体制、医療崩壊の忌避、病床不足

1　医療資源の国際比較

日本は人口当たりで世界一の病床数を持つのに、新型コロナ感染症のために医療崩壊になると盛んに言われ、かつ二〇二一年一月八日に緊急事態宣言が発出される前後ころから、医療崩壊が現実であると議論されるようになった。朝日新聞で毎月の医療崩壊に関する記事の件数を見ると二〇二〇年一〇月の一〇件から、一二月には六二件、二〇二一年一月には七七件と跳ね上がった（朝日新聞「聞蔵ビジュアル」で検索）。しかし、世界一の病床数を持ち、主要先進国の中では極めて少ない感染者数しかいない日本で、コロナによる医療崩壊が起きるのは理解できないことである。

国際比較によって日本の医療体制を見た後、なぜ医療資源をコロナ対策のために動員で

きないのかを考える。政府としても、七・八兆円という巨額の予算を投じてコロナ病床を確保しようとしたが、確保できたのはわずか三・九万床にすぎなかった。なぜこんなことが起きたのかを考える。

	フランス	ドイツ	イタリア	イギリス	アメリカ	韓国	日本
病床数／人口 1000 人	5.8	7.9	3.2	2.4	2.8	12.4	12.8
集中治療病床数（ICU）／人口 10 万人	11.6	29.2	12.5	6.6	34.7	10.6	7.3
医師数／人口 1000 人	3.2	4.5	4.0	3.0	2.6	2.5	2.5
病院での雇用者数（看護師、医療技師、事務職員、フルタイム換算）／人口 1000 人	17.6	12.6	10.7	20.6	18.5	8.5	16.5
CT スキャナー保有台数／人口 100 万人	18.2	35.3	36.4	9.5	42.4	39.6	111.5

表 5-1　医療資源の国際比較

（出所）OECD.Stat、ICU は Niall McCarthy, "The Countries With The Most Critical Care Beds Per Capita"（*Statista*, Mar 12, 2020）https://www.statista.com/chart/21105/number-of-critical-care-beds-per-100000-inhabitants/。

（注）集中治療室は 2009–2012 年、日本、韓国は 2017 年。それ以外のデータは 2017–20 年。CT スキャナーのイギリスは 2014 年。病院での雇用者数のイタリア、韓国はフルタイム換算していない。フルタイム換算すると 1 〜 3 割減少する。

†日本の医療資源の国際比較

日本の医療資源は、表5−1に見るように、人口当たりで見て、世界的に潤沢である。まず、日本の病床数は世界的に見て多い。人口一〇〇〇人当たりの病床数は、フランス五・八、ドイツ七・九、イタリア三・二、英国二・四、米国二・八であるのに対し、日本は一二・八、韓国は一二・四である（OECD. Stat）。財務省と厚生労働省は、世界的に見て異常に多い病床数を減らせと言っていたが、それができなかったことがコロナ禍においては幸いだったと私は思っていた。普段なら無駄と言われていたことが危機の助けとなりうる。日本の企業は、無駄に現預金を積み上げているといわれていたが、コロナの経済ショックに対してはバッファーになっているのと似ているかもしれない。

ところが、病床はあっても、集中治療室（ICU）が足りないのでコロナには対応できないという。人口一〇万人当たりの集中治療病床数は、フランス一一・六、ドイツ二九・二、イタリア一二・五、イギリス六・六、米国三四・七であるのに対し、日本は七・三、韓国は一〇・六である。

確かに、日本のICUはアメリカの五分の一であるが、第1章表1-1に見たように、一〇〇万人当たりの累積のコロナ感染者数は日本がアメリカの一〇分の一である。累積の死者数では、日本がアメリカの一五分の一である。アメリカは医療崩壊に近かったと言われるかもしれないので、ドイツの数字を挙げておくと、日本のICUはドイツの四分の一であるが、累積のコロナ感染者数は日本がドイツの四分の一、死者は八分の一である。死者の数は、重症患者の数とほぼ比例しているだろう。

もちろん、病床やICUの数の問題ではなく、そこで働く人が大事である。だが、日本の医療関係者の数は、他の先進国並みか、三割ほど少ないだけである。表5-1に見るように、人口一〇〇〇人当たりの医師は、フランス三・二人、ドイツ四・五人、イタリア四・〇人、英国三・〇人、米国二・六人、日本二・五人、韓国二・五人である。人口一〇〇〇人当たりの病院での雇用者数（看護師、医療技師、事務職員、フルタイム換算）は、フランス一七・六人、ドイツ一二・六人、イタリア一〇・七人、英国二〇・六人、米国一八・五人、日本一六・五人、韓国八・五人（イタリアと韓国はフルタイム換算していない。フルタイム換算すると一〜三割減少する）である。

さらには、CTにいたっては、人口一〇〇万人あたり一一一・五台と他国の3倍から一〇倍の台数を保有している。日本ではペット病院もCTを持っている。

要するに、日本の医療関係者の数はアメリカやドイツと大して変わらず、感染者、死者の数は四分の一から一五分の一である。日本の医療体制は、本来対応できるはずである。

†人工呼吸器などもある

日本には、医療機械もある。人工呼吸器は、二二二五四台、マスク専用人工呼吸器は五九四三台、ECMO（人工心肺）は一四一二台ある（日本呼吸療法医学会、日本臨床工学技士会「人工呼吸器およびECMO装置の取扱台数等に関する緊急調査」二〇二〇年三月九日）。しかし、これらを操作する集中治療医、救急医、呼吸器内科医、技術をもった医師が足りないらしい。

また、医療崩壊を起こさないために一番重要なのは、病院内で集団感染（いわゆるクラスター）を起こさないことである。そのためには、感染者と非感染者を分離し、医療関係者を守る施策、ＰＣＲ検査やワクチンの優先接種などが必要である。

つまり、日本には病床数と人工呼吸器はそれなりにあるのだが、感染症患者用のベッド、重篤患者を見るためのＩＣＵ、技術をもった医師、医療関係者を感染させないための病院の構造、また、二〇二〇年の前半では防護服・マスク・手袋が不足していた。日本には、それなりの医療資源はあるが、必要な医療資源は不足しているということになる。

2　日本の医療はなぜ対応できないのか

†コロナのために動かせない医療資源

欧米先進国と比べた日本のコロナ患者数は圧倒的に少ないのだから、医療崩壊するのがおかしい。日本には一五八万八二四三の病床があり（厚生労働省「医療施設動態調査（令和三年八月末概数）」）、うち三万八七九五床をコロナ用の病床に確保したが、そこに入院しているのは二万四二四七人にすぎない（厚生労働省「新型コロナウイルス感染症患者の療養状況等及び入院患者受入病床数等に関する調査結果（二〇二一年八月二五日）」）。コロナ病床の全病床に対する比率は、確保病床で二・四％、実際に入院している病床で一・五％にすぎない。なぜコロナ患者のために病院が崩壊するのだろうか。

幸いなことに、なぜ日本はコロナ患者の増加に対応できないのかと、医師で医療ジャーナリストでもある森田洋之氏はじめ多くの人が論ずるようになった(1)。

対応できない理由は、医療資源はあっても、それをコロナのために動かすことができないからである。病院は、私立はもちろん、国立でも公立でもそれらの大学病院でも独立採算だから、コロナ患者を受け入れて赤字になるわけにはいかない。院内感染を起こせば休業しなければならない。それは他の患者や地域に大変な迷惑をかけるし、病院は大赤字になる。

厚労省は、独立採算の病院に命令することはできない。また、小規模の法人病院が多く、そこから資源を動員するのは難しいということもある。一人の院長の診療所では、自分の診療所でコロナ患者を受け入れれば他の患者を診ることができなくなる。自分が他の病院に行ってコロナ患者を診れば自分の医院は閉めなければいけなくなる（休診時間を増やしてコロナ専門病院で働くことである程度は対応できるだろう）。院長一人の診療所ではなくても、中小の病院では同じようなことが起きるだろう。

†国立大学の病院ですら動員できない

二〇二一年一月二五日、国立旭川医科大学病院で、「コロナ患者受け入れ」を進言した古川博之病院長が吉田晃敏学長に解任されたという事件が起きた。それ以前、二〇二〇年一一月には、国立旭川医科大学の学長が、新型コロナウイルスのクラスターが発生した旭川市内の慶友会吉田病院からの患者受け入れを拒否していた。また、吉田学長は二〇二〇年一一月一七日、幹部十数人が集まった場で「コロナを完全になくすためには、あの病院（吉田病院）が完全になくなるしかない」「ここの旭川市の吉田病院があるということ自体がぐじゅぐじゅ、ぐじゅぐじゅとコロナをまき散らして」などと発言をしていた、とのことである。(2)

文春の報道を、新聞各紙は学長の病院長に対するパワハラ問題と報道していたが、(3)これは政府が、国立大学にすらコロナ患者を受け入れさせることができないという問題とすべきではなかったか。また、コロナ患者を病院に来させなければ感染は収まるという学長の認識も問題にすべきである。感染症患者が病院に来なければ感染が広がらないという感染症学者の感覚とも共通のものがある。たしかに、感染者を病院に来させなければ院内感染の恐れはなく、周辺地域に感染を広げる可能性を低下させるものかもしれない。

吉田学長は、旭川医科大学のトップに足かけ一五年も居座り続けているとのことであるが、それは嫌なことはやらないという方針で病院の経営を安定させ、かつ、嫌なことはやりたくないという一部の医師の支持を受けていたということであるだろう。

文科省も「パワーハラスメントの恐れもある」と問題視。二〇二〇年一二月二五日に文書で大学に事実関係を質しており、二〇二一年一月八日、萩生田《はぎうだ》光一文科相も「そのワードだけ聞けば不見識だと思う」「なぜこういうやりとりだったのか調べている」と述べた、とのことである(その後、同学長は解任された)。(4) もちろん、パワハラも問題だが、コロナ受け入れ施設がなぜ増えないのかという問題意識に欠けているのではないか。

医療体制についてのコロナ対策とは、医師として当然のことをしようとした医師を守り、面倒なことはしたくないとする医師を除外し、コロナ患者を受け入れた病院が赤字にならないようにすることである。厚労省は、強制的に医療資源を動かす手段を持っていないのに、経済的手段を使うことに熱心ではなかった。

†政府は医療体制の強化に動く

政府も、二〇二一年一月八日の緊急事態宣言を受け、宣言対象の都道府県の病院では、新型コロナウイルス感染症の重症者病床については一床あたり一九五〇万円、その他の新型コロナウイルス感染症病床については一床あたり九〇〇〇万円に補助金を拡充し、人材確保等の経費に支弁してほしいとしている。(5)

もちろん、コロナ感染者は、いつどれだけ増えるのか誰も分からない。コロナ患者用の施設を用意すれば、何も起きない場合には無駄になる。そのようなリスクは官僚には取れないので政治の出番となる。官僚や専門家は、そのような費用負担の仕組みを提言する必要があるが、そのような提言はなされず、政治家は、無駄になってもするしかないという政治のリーダーシップの意味について考える機会を失った。そもそも、政府からコロナ病床確保のための一九五〇万円の補助金を受け取りながらコロナ患者の入院を断る病院があるという。(6) 政府は二〇二一年八月六日になってやっと、これらの病院に補助金の返還請求をする可能性を示唆したという。(7) コロナ病床確保の補助金が高すぎ、実際に患者を受け入れた時の補助金が安すぎるのである。

†実は医療資源には余裕がある

もちろん、お金があっても、病床があっても、医療スタッフがいなければ稼働できない。急に医師や看護師の数を増やすことはできないが、実は医療資源には余裕がある。日本では現在、医者に行く人が減少している。病院でコロナ感染症にかかることを恐れて病院に

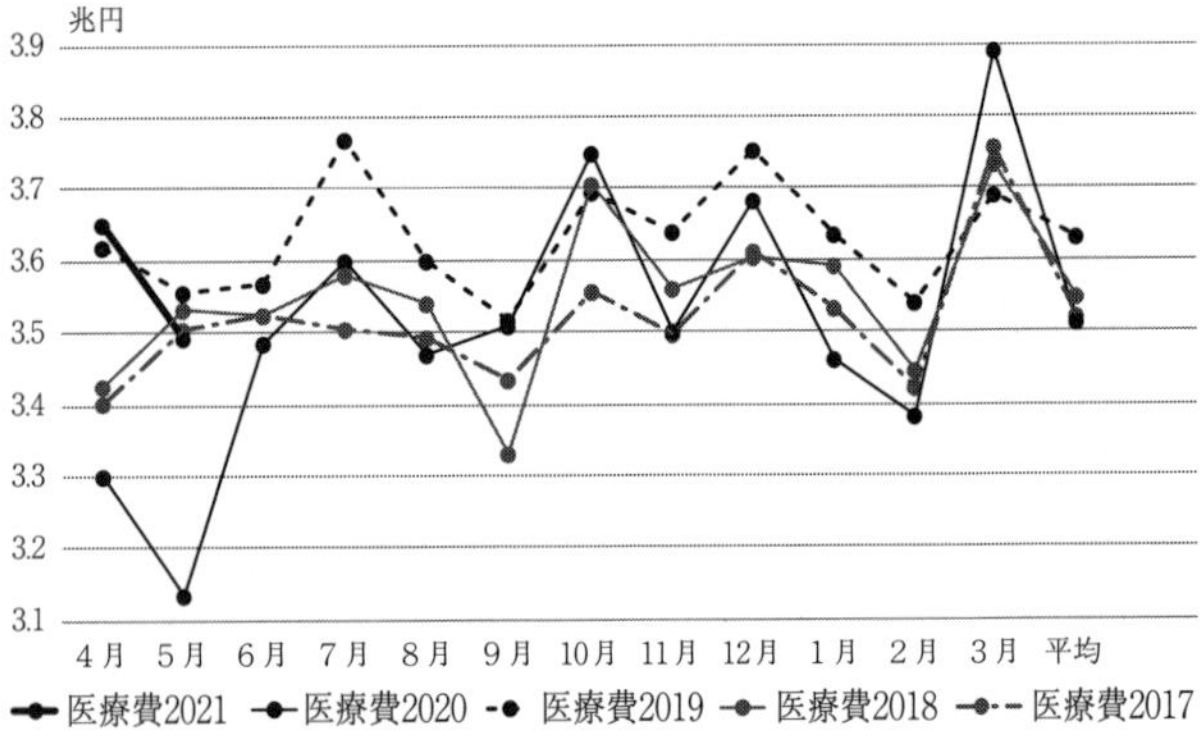

図5-1　医療費の動向
（出所）厚生労働省「最近の医療費の動向 -MEDIAS」
（注）本人、保険、国費負担の合計

行かなくなっている。

厚生労働省「医療費の動向」によると、医療費が減少している。この医療費は、本人、保険、国のすべての医療費負担を合計したものである。図5－1は、二〇一七年以降の毎月の医療費の動向を示している。この図から、二〇一七年に比べて一八年、一九年と増加しているのに、二〇二〇年は減少していることが分かる。図の一番右は年度の月平均を示したものであるが、二〇年度の医療費は一九年度より一・四兆円も減少している（一二倍して年度の値にしている）。

医療費には増加トレンドがあり、ここ一〇年では毎年〇・八兆円ずつ増加している。このトレンドを考えると二〇年度の医療費は二・二兆円（一・四＋〇・八）減少したと考えてよい。毎月の動きを見ると二〇二〇年の医療費は四月から減少し、五月には一割減少している。その後、増加したが二〇二一年の一－二月には再び減少し、三月に増加している。二〇二〇年の四－五月と二一年の一－三月は緊急事態宣言が発出されていた期間である。二〇二一年の三月を除くと非常事態宣言が発出された期間に医療費が減少している。病院で感染することを恐れ人々が病院に行かなかった結果だろう。病院通いも不要不急の外出と理解されたわけだ。もちろん、いくらでも先延ばしにできるわけではないので、二〇二〇年の一〇月や二一年の三月には医療費が伸びていた。二〇二一年四月、五月（データの最新時点）の動きを見ると二〇一九年の平常時より減少している。

もちろん、これはコロナ対策に医療資源を動員している後での数字である。医師や看護師をコロナ対策に動員しているのだが、それでも二・二兆円分の医療資源が動員できていないということである。日本の医療費は二〇一九年度で四三・六兆円であるからこの五％（二・二÷四三・六）の医療資源が動員できていないということである。

コロナ以外の医療費が高すぎるのか、コロナに対処すべき医療費が安すぎるのか、どちらかである。医療費は厚生労働省が決めているが、彼らは、医療費の水準が医療資源を必要な分野に動かすのに十分なものであるか理解していないということだろう。

さらに、医療資源不足は、看護師を感染症病棟の清掃や患者の介護や患者の衣類の洗濯に充てていたからである。感染症に関して訓練された人間でなければ、できないというのは分かるが、介護士や清掃員を訓練し、手当を払って看護師でなくてもできることをしてもらえばよい。これはワクチン注射においても同じである。

†ワクチン接種にかかる医療資源

ワクチンを打てるのが医師か看護師だけとすれば、ワクチンを打つだけ医療従事者が足りなくなる。しかし、ワクチンを打てる人の範囲を広げれば、医師や看護師は患者を診ることができる。

厚労省の二〇一二年一一月一二日の資料（医療公衆衛生分科会（第四回）資料1、スライド19）によると、「医師一名＋看護師等二名＋事務従事者のチームが一時間に四〇人（回）接種する」ことができるとされているようである。すると、全人口の八割、約一億人に二回接種するためには医師＋看護師の二億回÷四〇回／時＝五〇〇万時間が必要である。医師・看護師が年に二〇〇〇時間働いており、ワクチン接種に半年かかるとすると一〇〇〇時間働く医師・看護師がそれぞれ五〇〇〇人（五〇〇万÷一〇〇〇）必要である。

医師は三二万七二一〇人（厚生労働省「医師・歯科医師・薬剤師統計」二〇一八年）、看護師は一二一万八六〇六人、准看護師は三〇万四四七九人（厚生労働省「衛生行政報告例（就業医療関

係者）概況」表1 就業保健師等の年次推移、二〇一八年）で合わせて一五二万三〇八一人である。五〇〇〇人とは全体の人数の、それぞれ一・五％、〇・三％であるから、どちらも動員可能な人数であると思われる。

しかし、医者の場合は三％の病床をコロナ用に動かすことが大変であったことを考えると、一・五％の医者は貴重だったかもしれない。もちろん、注射を医者以外の人にさせることはできるが問診の最終チェックには医師が必要となるので、ワクチン接種を医師以外のものにさせても、一・五％の医師をコロナ感染症に動員するのは難しかったかもしれない。

3 医療体制の拡充、治療法の確立と治療薬の開発

†医療体制の拡充予算

新型コロナウイルスに感染しても、確実な治療法があれば何も恐れる必要はない。外出を控えることも都市封鎖を心配することもないのだから、経済への打撃はなくなってしまう。では、効果的に医療体制の拡充と治療法の確立ができたのだろうか。

まず、医療体制の拡充などに要した予算額を見てみよう。予算額を見る場合、二〇二〇年度の使い残しがあるので、以下の数字すべてが二〇年度に使った額ではない。したがって、二〇年度の費用と効果を考える時には、それぞれの項目での使い残しを除外しなければならないが、それは困難である。だが、二〇年度の使い残しは二〇兆円、三割とのことであるので[8]、以下の数値が三割減っても、さらには半分になっても結論が変わらないと判断できるものであれば、私の主張は正しいものとなる。

二〇二〇年度補正予算の概要資料から、「1.新型コロナウイルス感染症緊急経済対策関係費（1）感染拡大防止策と医療提供体制の整備及び治療薬の開発一兆八〇九七億円（うち治療薬・ワクチン開発支援六五五億円）」（第1次補正）、「1.新型コロナウイルス感染症対策関係費（4）医療提供体制等の強化二兆九八九二億円（うちワクチン・治療薬の開発等二〇五五億円）」（第二次補正）、「I.新型コロナウイルス感染症の拡大防止策　1.医療体制の確保と医療機関等への支援一兆六四四七億円、2.検査体制の充実、ワクチン接種体制等の整備八二〇四億円」（第三次補正）、予備費使用実績から医療提供体制の充実一兆六六九〇億円、ワクチン確保等七六六二億円となる。

これらを合計すると医療提供体制の拡充が七兆八四六七億円、治療薬の開発・ワクチンの開発接種が一兆八五七六億円である（治療薬とワクチンは第二次補正予算の概要が両者を合わせて二〇五五億円となっているので分離できないのだが、これを半分ずつとすると、ワクチン開発確保接種一兆四七四二億円、治療薬が三八三四億円となる。ワクチンの効果は第6章で論じる）。もちろん、これらはかなりラフな数字である。

医療体制の整備はコロナ患者受け入れ病床がどれだけ増加したかで判断できるだろう。治療薬・ワクチンの開発は、患者のうちの死亡者数や重症者数の低下で判断できるだろう。

前述のように、日本には一五九万二四四〇の病床があるが（厚生労働省「医療施設動態調査（令和三年三月末概数）」）、うち三万八七九五床をコロナ用の病床に確保したが、そこに入院しているのは二万四二四七人にすぎない（厚生労働省「新型コロナウイルス感染症患者の療養状況等及び入院患者受入病床数等に関する調査結果（二〇二一年八月二五日）」）。

医療提供体制の充実にかかった七・八兆円をコロナのために確保した病床数三・九万床で割ると一床あたり二億円かかったことになる。七・八兆円のうちにはマスクや防護服などの費用も入っていて、全部が病床確保に使われているわけではないが、私はかかりすぎの気がする。

†致死率はどう動いたか

医療体制の整備も治療薬の開発・ワクチンの開発・接種も、患者のうちの死亡者数や重

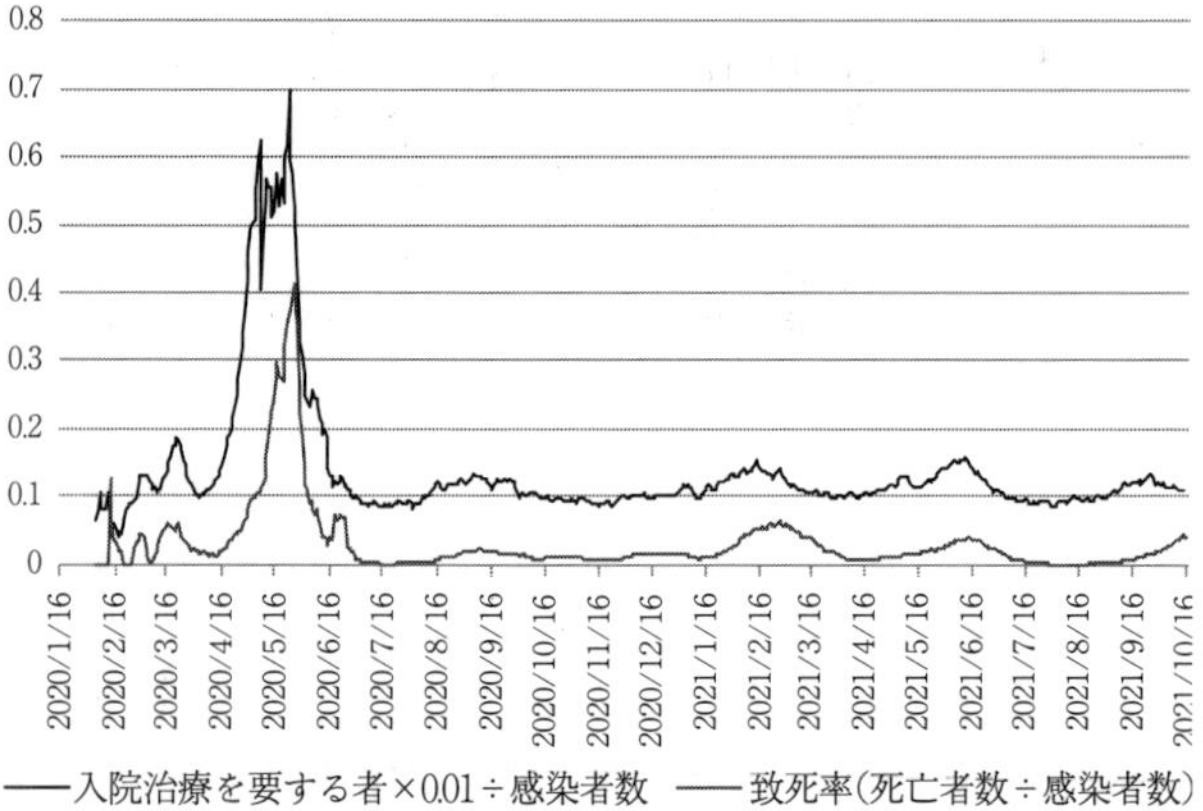

図 5-2　入院治療を要するもの／感染者数と致死率（死亡者数／感染者数）の推移
（出所）厚生労働省「新型コロナウイルス感染症について」オープンデータ
（注）データは 7 日間平均

症者数の低下で最終的には判断できるだろう。

　図5－2は、一日当たりの感染者数で、死者と入院治療を要するものを割った数字を示している。致死率（死者÷感染者数）も入院治療を要するもの÷感染者数も、医療体制整備が整備され治療法が確立すれば減少するものである。

　ここで入院治療を要するものという言葉について説明しておくと、症状が重ければ入院が必要になるが、当然ながら、回復すれば退院でき、退院できなければ死亡することになる。治療法が進歩すれば、患者のうち死亡するものが減少し、入院患者は早く退院でき、入院治療を要するものの人数も減少する。

なお、入院治療を要するものは、何日かの入院が必要になるので、当然、一日当たりの感染者数より大きい数値となる。作図のために、入院治療を要するものの数÷感染者数に〇・〇一をかけたものを示している。

図から二〇二〇年五月ごろにはこれらの比率が上昇していたが、その後低下したことが分かる。致死率（死亡者÷感染者）は、二〇二〇年五月には四〇％という恐るべき数字となったが、これは、そもそもPCR検査が不足で感染者数を過少に評価していたこと、新型コロナ感染症の治療法が分からなかったことによるのだろう。

その後、混乱が収まるとともに、致死率は一％台に落ち着いた。ただし、二〇二〇年一二月、二一年六月一〇日と感染者数が増加すると致死率が五％前後に高まった。これは、感染者数が増加するとしばらくして死亡者数も増えるが、その後対策が打たれ、しばらくして分母の感染者数が減少する結果、比率が高まることを示しているのだろう。

こういうことを避けるために、累積死亡者数を累積感染者数で割ると値は一・一％となる（表1－1参照）。初期の混乱時を除くと低下傾向は見られなかったが、二〇二一年七月以降、おそらくワクチンのおかげで死亡率は低下し、二〇二一年八月には〇・一％になった（その後、上昇した）。

入院治療を要するもの÷感染者数の数値自体に意味はないが、動きは重要である。こち

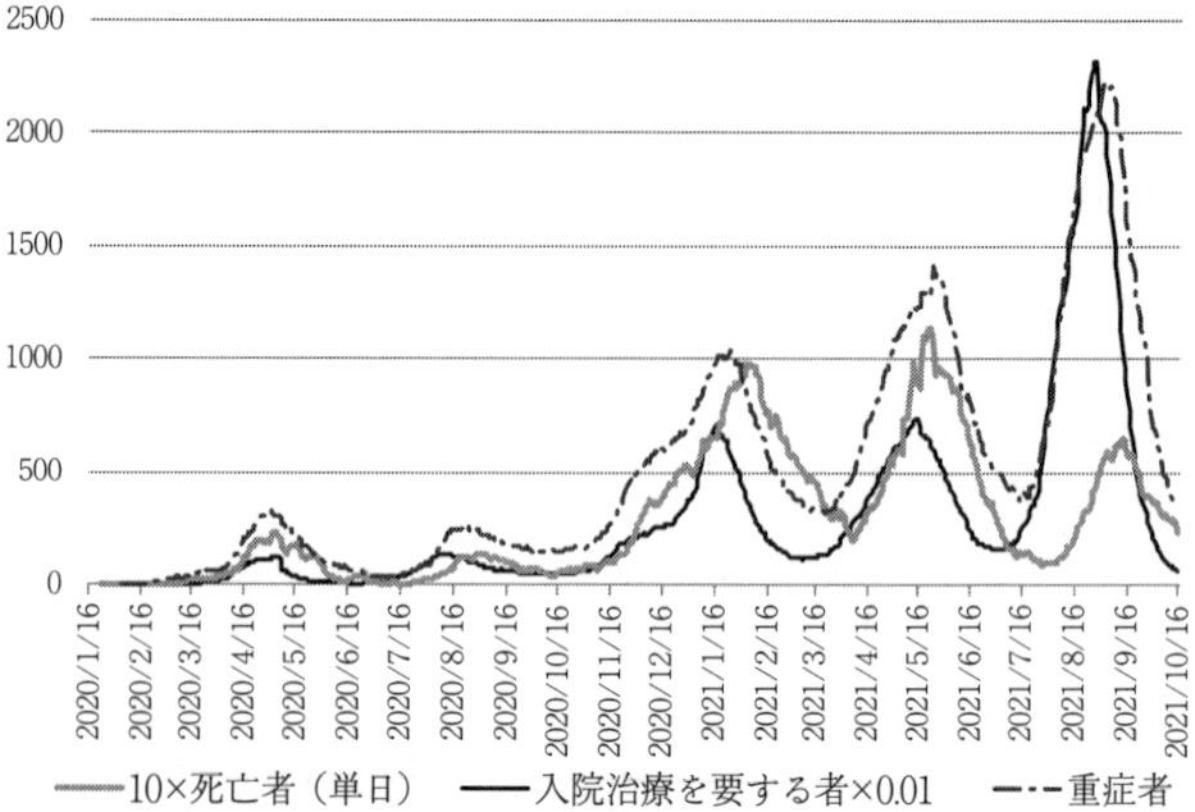

図 5-3　入院治療を要するもの、重症者、死亡者
（出所）厚生労働省「新型コロナウイルス感染症について」オープンデータ
（注）単日のデータは 7 日間平均

らも死亡者数と同じような動きをしている（二〇二一年一〇月には低下している）。

以上のことを考えると、医療体制や治療法の確立に向けて支出された七・八兆円は、初期の混乱から死亡率を低下させた後は、それほど顕著な成果を上げたわけではないようだ。しかし、患者がいればそれは診なければならないわけで、二〇二〇年度の累積の感染者数四七万人に対して、感染者一人に一六五九万円使ったことになる。軽症の感染者が八割とされていることを考えると、これは少し使い過ぎではないだろうか。

†入院治療を要する者の増加

医療体制が逼迫する要因として、二〇二一年八月以降、死亡者は感染の第三波、四波ほど増加していないのだが、重症者、入院治療を要する者の増加がある。これを示したのが図5-3である。作図のために入院治療を要するものに〇・〇一を、死亡者数に一〇をかけているが、二〇二一年八月には入院治療を要するものが二〇万人以上、重症者が二〇〇〇となっている。二〇二一年五月のピーク時の二倍弱である。ただしその後、急激している。

入院治療を要するものの増加は、医療体制にとってどの程度の負担になっているのだろうか。日本には前述のように一五八万の病床があることを考えると、うち二〇万の病床を確保すること、あるいは二〇万余の病床を増やすのは可能かもしれない。緊急事態とはそういうことだと考えるべきかもしれない。しかし、これまで二万四二四七人を入院させるために七・八兆円を費やしたことを考えると、その一〇倍の病床を確保することなど不可能だということになるだろう。必要な予算は七八兆円ということになるからだ。こうなると緊急事態宣言で患者を減らすより仕方がないということになる。しかし、そもそも七・八兆円もかかるのがおかしいのではないか。

†コロナ以外の医療需要の減少でコロナ対応の医療資源を動員できる

二〇二一年度の厚生労働白書でも、前述の医療需要の減少を指摘している。私は、コロナ以外の医療需要の減少こそが、コロナの医療需要に対応できる医療従事者の動員が可能になる事象だと考えているのだが、厚生労働省の発想は異なる。白書は「(受診控え等の動向は、医療機関の経営に大きな影響) 受診動向の変化は、医療機関の経営にも大きな影響を与えた。民間の医療団体 (一般社団法人日本病院会、公益社団法人全日本病院協会、一般社団法人日本医療法人協会) が行った病院経営状況調査によると、病院の医業利益率は、四月、五月に対前年同月比で一〇%ポイントを超える低下となっており、特に新型コロナウイルス感染症患者を受け入れた病院でより大きく低下する傾向が見られた。(同白書図表1-2-5-10)。こうした状況に対して、新型コロナウイルス感染症患者の入院医療をはじめとして必要な医療が確保されるよう、各種の補助、診療報酬、融資など様々な医療機関に対する支援措置が講じられた」とある (厚生労働省「令和三年版厚生労働白書――新型コロナウイルス感染症と社会保障」二〇二一年七月三〇日、第一部第1章第2節5　医療・福祉現場への影響)。

コロナ患者を受け入れる病院も受け入れない病院も黒字にしてしまえば、病院はコロナ患者を受け入る必要がなくなる。コロナ感染者を受け入れた病院が黒字になるようにするとともに、受け入れない病院は赤字のままでよいのである。(9)

二〇二一年四月から、政府はコロナ患者の受け入れにかかわらず、すべての病院の診療報酬を引き上げていたが、二一年一〇月にそれを終了させた。さすがに、すべての病院を赤字にならないようにしていたらコロナのために医療資源を動員できないと理解したのだろう。[10]

†自宅療養と「野戦病院」

病床確保ができないので、まず考えられたのが自宅療養である。政府は二〇二一年八月三日、感染者の療養方針を見直し、入院は重症者や重症化の恐れが強い人に限定し、従来、入院やホテルなどの宿泊療養が中心だった中等症者や軽症者については今後、自宅療養を原則にすると発表した。自宅療養の患者には、血中の酸素濃度を測るパルスオキシメーターを配り、保健所や地域の医師らが、症状が悪化しないかどうかチェックするという。

しかし、容体がいつ急変するか分からず、一人暮らしでは保健所に連絡するのも難しい。保健所に電話をしてもつながらない。連絡できたとしてもいつ入院できるか分からない。当然、医療提供体制の拡充を行わなかった政府の責任を追及する声が溢れた。[11] 自民党が八月四日に開いた新型コロナに関する会合でも反発を浴び、政府は方針を変えた。自宅療養が原則というのは誤解で、自宅療養は感染急増地に限る緊急措置で、中等症患者でも入院可能だと言い出した。[12]

医療体制の整備については、「野戦病院」という提案もなされた。医療崩壊と言われながら、他の国でなされたような体育館や展示場にベッドと医療機器を並べた臨時の病院が日本で造られなかったのは不思議である。通常の病気でも大部屋で患者を入院させているのだから、医療崩壊状態であれば個室にこだわることはない。ビジネスホテルに宿泊させられ、医師や看護師との連絡もままならないでいるより、患者にとって安心ではないだろうか。まして自宅で、連絡のつかない状況に陥らされるよりマシだろう。大部屋の方が少ない医療スタッフで運営できるはずだ。医師が「野戦病院」に通えば、病院で院内感染を起こす可能性が低下する。既存の病院でコロナ病床を増やせないなら「野戦病院」を作ればよいと気が付くのに二〇二〇年一月一四日に日本で最初の患者が発見されてから一年九カ月かかっている。

大阪府は、二〇二一年一〇月一日に一〇〇〇床（一〇月一日時点では五〇〇床）の臨時医療施設を設置した[13]。東京は、臨時の医療施設を設置しないが、その理由は、医療関係者が集まらないからとのことであるらしい[14]。しかし、少ない人数で患者を診ることができるのだから、全体としては医師・看護師不足を緩和できるはずだ。厚生労働省は九月一四日、「「野戦病院」など臨時施設の整備を（都道府県などに）求めた」という[15]。

†なぜそんなに費用がかかるのか

そもそも、何でそんなに費用がかかるのだろうか。医療関係者を動かすのにお金がかかるということだろうか。関連して、医療関係者を動員するためには、医師法を改正しなければならないという議論も現れている。しかし、現在の医師法でも、「第一条　医師は、医療及び保健指導を掌《つかさど》ることによつて公衆衛生の向上及び増進に寄与し、もつて国民の健康な生活を確保する。」「第一九条　①診療に従事する医師は、診察治療の求があつた場合には、正当な事由がなければ、これを拒んではならない。」とある。医師法は、診察治療は患者が求める場合に拒んではならないし、医師は公衆衛生の向上に寄与しなければならないと定めている。

戦前の国民医療法では、拒んだときには罰則規定が付いていた。(16) 戦後、罰則規定が削除されたのだが、それは医療に携わる者の高度な倫理観に依拠することでよいとされたからである。

では、高度な倫理観を持つ医師をコロナ治療に動員することが難しいのはなぜだろうか。それは、診療所や小さな病院の医師が、現在診察している患者から離れてコロナ専門には移れないからである。現在の患者から一度離れれば、患者は別の診療所や病院に行って二度と戻らない。かつ、これらの病院でコロナのクラスターを起こせばしばらく営業停止になり、その間の損失が莫大になり、かつ、二度と患者が戻らないことになる。すなわち、医師を動員するためには、その人件費のみならず営業権の補償も必要になる。これは莫大な金額となる。

であれば、大病院の医師に割増賃金を払って動員すればよい。動員によって他の医療に医師不足を招かないように、ワクチン接種などには歯科医、薬剤師、あるいは医療関係者以外を動員するべきだった。また、看護師の場合は、フルタイムで働いていない看護師、休業中の看護師も多いので、割増賃金で動員できる余地は大きい。ただし、短時間勤務の看護師が一三〇万円の壁で就労意欲が減退するのを避けるために、特例を作る必要がある。実際に、ワクチン接種に動員するために一三〇万円の壁を除外することにした。

また、特定の時間帯に個人診療所の医師を動員することは可能だろう。全体として患者が減れば、診療所の稼働率が低下するので、診療時間の変更で働くことが可能になるはずだ。

私は、資本主義と市場経済の機能を評価するエコノミストであるので、罰則ではなく割増賃金で動員することを推奨したい。動員のためには、病院に対する月次支援金（表4−2参照）の支払いを止めるべきだ。営業補償を考えなければ、動員のための金額はリーズナブルな範囲に収まるだろう。

†治療法と治療薬

治療としては、肺炎症状を緩和するための人工呼吸器、重症化した場合のECMO（人工心肺）があるが、これらはコロナウイルスの増殖を抑えるものではない。しかし、二〇二一年の秋以降、確かな効果が認められる治療薬が現れてきた。それらは、軽症・中等症への抗体カクテル療法、ソトロビマブ、中等症・重症へのレムデシベル、デキサメタゾン、バリシチニブなどである。[17] これらの治療法の副作用に対応することが必要なので、軽症でも患者は入院することが必要である。

これらのうち軽症者に対する抗体カクテル療法は劇的な効果がある。東京都は九日、新型コロナウイルス軽症患者向けの「抗体カクテル療法」の効果について、都内医療機関から報告があった一〇四八例のうち、投与から二週間が経過した患者四二〇人を抽出。九五・二％（四〇〇人）で症状の改善がみられた。この半数超が治療薬の投与から三日以内に改善し、早期の投与ほど効果が高い傾向があったという。[18]

さらに、軽症・中等症への注射薬と飲み薬も開発中である。[19]

治療薬とワクチンの重症化抑制効果とあいまって、致死率が〇・一％とインフルエンザ並みの病気となることが期待される。ただし、治療薬のうち抗体カクテル療法などは高価であり、アメリカでは、ワクチンを打たずに感染した人にそのような高価な治療薬を使うことが医療財源の適切な使い方とは言えないという批判がある。[20]

本章のまとめ

日本の医療資源は、国際的に見て少なくはいない。特に、コロナ感染者が少ないことから考えると、十分な医療資源がある。現実に、二〇二〇年度では、間違いなく医療資源に余裕があった。にもかかわらず、医療資源をコロナ対策のために動員しようとするととてつもない費用がかかる。

その理由として、中小の病院、診療所が多く、医師を動員しようとすれば、これらの病院の経営問題を引き起こすからである。大病院であれば、その数%の医師を動員してもやりくりは可能だ。病院への月次支援金を取りやめ、コロナ対応できる医師に高い給与を用意すれば、より安価に動員できるだろう。

医師が動員される先は、コロナ病床をもつ病院だが、さらにコストを下げるために、「野戦病院」のような臨時施設が必要であっただろう。

注

（1）森田洋之『日本の医療の不都合な真実』（幻冬舎新書、二〇二〇年）。渡辺さちこ、アキよしかわ『医療崩壊の真実』（エムディエヌコーポレーション、インプレス、二〇二一年）。前内閣危機管理監の高橋清孝氏は「なぜ病床不足が解消されないのか」（「国会でロックダウン審議を」『文藝春秋』二〇二一年一〇月号）と書いているが、疑問文のままで終わっている。危機管理監には、理由を解明していただきたい。
（2）「旭川医科大学学長がクラスター病院に「なくなるしかない」と暴言音声」（『週刊文春』二〇二〇年一二月二四日号）。以下の事実に関しても同誌による。
（3）「院長解任した旭川医大学長「動物的な勘、間違ってない」」朝日新聞DIGITAL、二〇二一年一月二七日。
（4）「パワハラ・不正支出など三四件　旭川医大学長めぐり確認」朝日新聞DIGITAL、二〇二一年六月二八日。
（5）厚生労働省「『令和2年度新型コロナウイルス感染症患者等入院受入医療機関緊急支援事業の実施について』の改正について」（一月七日）概要。
（6）「空き三〇万病床　転用進まず」日本経済新聞、二〇二一年七月三一日。
（7）「コロナ病床　実態調査へ　政府、補助金受け消極的な病院も」日本経済新聞電子版、二〇二一年八月二〇日。
（8）「コロナ予算、二〇兆円が未執行　三割残、支援行き届かず」共同通信、二〇二一年七月一三日。
（9）コロナ感染症により、感染を恐れる患者が病院に来ないことにより病院経営が悪化することはアメリカでもあったようである。アメリカFOXテレビのドラマ「レジデント　型破りな天才研修医」シーズン四第一話では、主人公の病院はコロナ患者であふれかえる。すると、通常の手術をする患者がいなくなり、病院は資金不足に悩まされることになってしまった。外科医は仕事を失い、コロナ患者を助けようとするのだが、外科の技術は役に立たず悩むというエピソードが紹介される。日本のTV朝日のドラマ「ドクターX 外科医大門未知子」（二〇二一年一〇月一四日開始）の一話、二話でもコロナによって外科医の仕事がなくなってしまうことが描かれている。違いは、日本のテレビの外科医はコロナ患者のために何かをしようと思わないことである。

（10）「コロナ一律加算終了――診療報酬　政府、延長要望応じず」日本経済新聞、二〇二一年三月二九日。

（11）「社説　コロナ自宅療養　症状の急変に対応できるのか」読売新聞オンライン、二〇二一年八月四日など。

（12）「「自宅療養」説明文書を修正」日本経済新聞、二〇二一年八月六日。

（13）「大阪知事、臨時医療施設を視察」産経新聞 THE SANKEI NEWS、二〇二一年一〇月一日。

（14）「東京に「野戦病院」が絶対必要なのに進まない事情」東洋経済オンライン、二〇二一年九月二日。

（15）「臨時の医療施設　自治体は整備を　厚労省が要請」日本経済新聞電子版、二〇二一年九月一五日。

（16）厚生省医務局編集『医制百年史（資料編）』一二八頁、ぎょうせい、一九七六年。

（17）「抗体カクテル　体制づくり急務」日本経済新聞、二〇二一年九月一六日。

（18）「抗体カクテル療法、二週間後に九五％が改善、半数超が三日以内に　早く投与するほど効果高く」東京新聞 TOKYO Web、二〇二一年九月九日。

（19）「コロナ飲み薬、年内にも」日本経済新聞、二〇二一年九月二四日。

（20）「FT　米、未接種の患者に抗体薬　コスト高く供給不足も」日本経済新聞、二〇二一年一〇月七日。

第6章　ワクチン敗戦

1　ワクチンの実際

二〇二一年初めに分かったのは、ワクチン接種の効果は劇的であるということである。ワクチン接種率が上昇するとともに、感染者数、死者数は劇的に減少した。これによって正常な生活と経済に戻れるという希望が生まれた。しかし、その後の感染力の強いデルタ株の出現により劇的な効果は低下した。ただ、死者数を抑える効果は依然として大きいようである。

にもかかわらず、日本はワクチンの入手と接種に遅れた。「ワクチン敗戦」という言葉も飛び交った。なぜ日本はワクチンの入手に遅れ、接種の立ち上げに遅れ、また、自ら開発できなかったのだろうか。ただし、多くの人の考えと異なり、日本国内で開発に成功することが必ずしも良いことでないことを指摘する。

†ワクチンの種類と有効性

まず、現在使われているワクチンには不活化ワクチン、メッセンジャーRNA（mRNA）ワクチン、ウイルスベクターワクチンの三種類のものがある。

日本で使われているワクチンは、メッセンジャーRNAワクチンとウイルスベクターワクチンである。

アメリカの製薬企業ファイザー社がドイツのバイオ企業ビオンテックとともに開発したワクチン、アメリカの製薬会社モデルナが開発したワクチンは、ともにmRNAワクチンである。イギリスの製薬大手、アストラゼネカがオックスフォード大学とともに開発したワクチンは、ウイルスベクターワクチンである。

mRNAワクチンの特徴はその驚くべき効能である。米国疾病予防管理センター（CDC）による、「米国の六つの州の三九五〇人を対象とした「現実世界」での調査によると、ファイザー／ビオンテック（BioNTech）製ワクチン、あるいはモデルナ（Moderna）製のワクチンを二回接種すると、新型コロナウイルス（SARS-CoV-2）感染のリスクを九〇％抑制できることが分かった。この結果は、ファイザー製ワクチンが九五％、モデルナ製ワクチ

ンが九四%という、各社の治験で示された有効性とほぼ一致している」という。(1)

九五%の有効性とは、ワクチンを接種した一万人とプラシーボ(偽薬、生理食塩水など)を接種した一万人をコロナ感染状況において同じ環境に置いた場合、生理食塩水を接種した一万人はうち一〇〇人がコロナに感染したが、ワクチンを接種した一万人のうち感染したものは五人しかいなかったということである。コロナの感染率が二〇分の一に低下するということである。

アストラゼネカのウイルスベクターワクチンは、七九%の有効性を示すとのことである。(2)ただし、このワクチンはごくまれに若い世代に血栓をもたらすことがあると指摘されている(厚生労働省のHPでのワクチンの有効率は、ファイザー社九五%、モデルナ社九四%、アストラゼネカ社七〇%程度とされている。(3)また、ワクチンの効果には、感染予防効果と感染しても発症しない発症予防効果がある。本書では、ファイザー社、モデルナ社の感染予防効果は九〇%、アストラゼネカ社は七〇%とする)。

中国のワクチンは五種類あるが、最初に使われた科興控股生物技術(シノヴァック・バイオテック)と中国医薬集団(シノファーム)の二種のワクチンはいずれも不活化ワクチンである。これらのワクチンの有効性について確かなことは分かっていないが、「中国疾病管理局のガオ・フー局長は、中西部の成都市で開かれたカンファレンスの場で、新型コロナウイルスに対するワクチンの有効性が低いとの認識を示した。……一方で中国では現在、集団接種用に五種類のワクチンを使用しており、各製造元は有効率を五〇%から七九%と公称している。香港ヘラルド紙はファイザー製ワクチンの感染予防面での有効率が九七%となっているのに対し、中国シノバック製は五〇・四%であったとの数字を伝え、有効率の低さを問題視している」(4)。ただし、重症化を防ぐ効果はあるようである。

†ワクチン効果の実際

図6-1、図6-2は、新規感染者数と死者数とワクチン接種者数を示したものである。新規感染者数は一〇〇万人当たりの一日の感染者数の七日間平均、ワクチン接種者数(右目盛り)は一回、二回または三回(ブースター)打った人の数であり、一〇〇人当たりの累積の人数である。なお、図で、主要先進国、イスラエル、チリの左軸は同じにそろえているので、図の見た目でも比較できる。アジア太平洋の先進国のなかでの左軸も同じになっている。ただし、日本は主要先進国の中では感染者数が少ないが、アジア太平洋の先進国の中では多いので、独自の軸を使っている。右軸は、すべての国で共通である。

図に見るように、多くの国で二回の接種率が三割程度に上昇するとともに、感染者数が減少していた。これはSIRモデルで予測できたことである(第2章コラム1参照)。しかし、

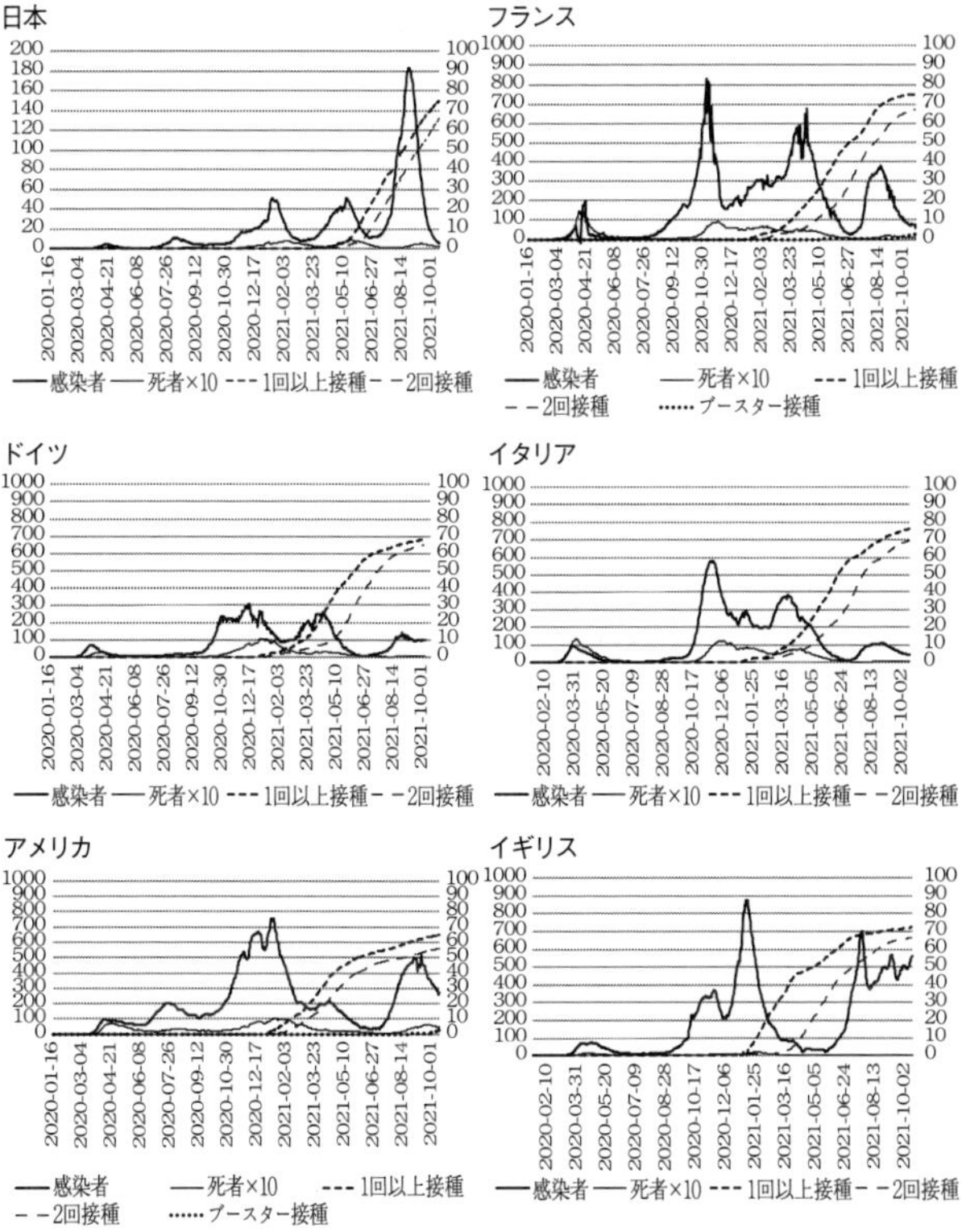

図 6-1　ワクチン接種と新規感染者数、死亡者数（主要先進国）
（出所）OurWorldinData, Corona Pandemic
（注）接種回数は右目盛り

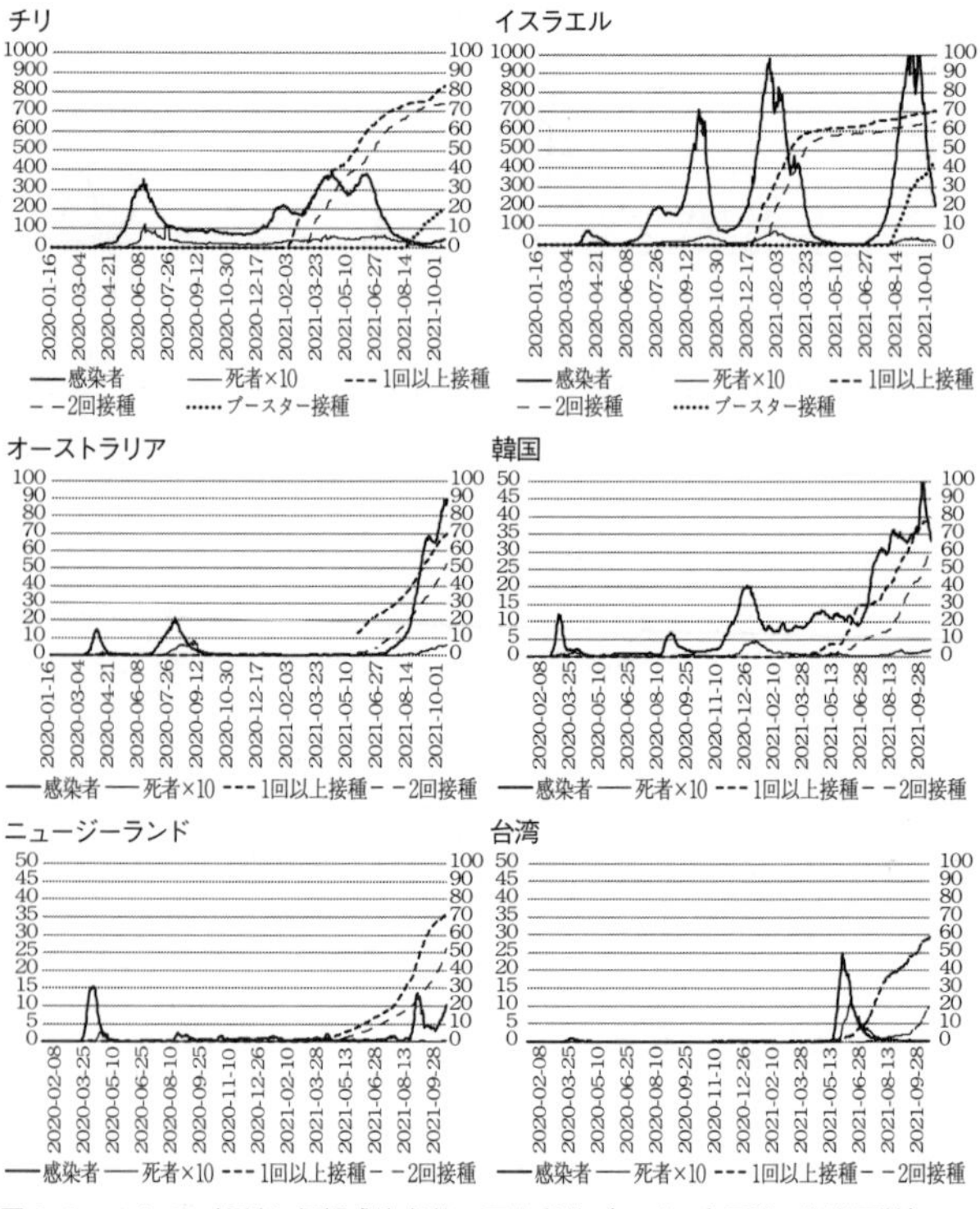

図 6-2　ワクチン接種と新規感染者数、死亡者数（アジア太平洋の先進国等）
（出所）OurWorldinData, Corona Pandemic
（注）接種回数は右目盛り

六月末頃から感染者数が再び増加している。これは感染力の強いデルタ株が広まっていることと、ワクチンの効果を過大評価して行動制限を緩めすぎたからだろう。イスラエルとイギリスは二〇二〇年末あるいは二一年一月からとワクチン接種のスピードが速く、早期に感染者数が激減したが、その後の感染者数の増加は大きい。アメリカも接種が一月からと早く、同じような傾向がある。六月以降の感染者数の増加は大きいが、死者数は抑えられており、ワクチンの重症化予防効果が確認できる。日本でワクチン接種数が増加したのは二〇二一年の五月からなので、イスラエル、イギリス、アメリカに約五カ月遅れ、フランス、ドイツ、イタリアなどに二カ月遅れである。アジア太平洋の先進国は感染症対策が成功していたがゆえにやや遅れ気味であるが、それでも日本に一月《ひとつき》以内の遅れで接種を始めている。これらの国でも感染者が増加しているが、左軸の目盛りは五〇人で（オーストラリアは一〇〇人）、G7諸国の二〇分の一である。これらの国はG7の二〇分の一以下の感染者、死者であって、大成功をしている。

ここでチリの接種率が二〇二一年二月から上昇しているのに感染者数の低下が遅れたのは中国製ワクチンを接種しているからだろう。ファイザーやモデルナのワクチンの有効率が九〇％程度であるのに対し、中国製は五〇％程度であるらしい。接種率が四〇％の場合、有効率が九〇％であれば人口の四〇％×〇・九＝三六％の人が免疫を持つが、有効率が五〇％であれば、二〇％の人しか免疫を持たない。二割の人しか免疫を持っていないのに、四割の人が免疫を持ったと誤解して自粛を弱めたら、感染は拡大する。その後、チリは、行動制限の強化と接種率の向上の両面作戦で感染者数を抑えた。

また、イスラエル、チリでは三回目の接種、ブースター接種を始めている。接種八カ月後にワクチンの効力が低下するので更なる接種が必要となるからである。イスラエルは二〇二〇年末にワクチン接種を始めたので二〇二一年八月には必要となり、すでに接種を進めている。五月から始めた日本においては、二一年末には必要となる（医療関係者に先行接種した分については早期に必要となる）。日本もすでに三回目接種を決定し[5]、後述するようにそのためのワクチンを確保している。

日本の感染者数とワクチン接種の関係を見ると、二〇二〇年七月、接種率が高まる中で感染者数が増加していた。さらなる問題は、日本の左目盛りが二〇〇で、アジア太平洋の先進国クラブ、すなわち「主要先進国の二〇分の一以下に抑えているクラブ」から脱落しつつあるということだ。しかし、死者は減少しており、ワクチンの重症化抑制効果は効いている。九月になってからは感染者も死者も激減している。また、第5章で述べたように、入院を要する患者が増加していたが、これも激減している。多くの国でワクチン接種にもかかわらず感染者が必ずしも減少していない中で日本の感染者数が激減しているので新たなファクターX論が生まれるかもしれない。これは、医療崩壊などの恐怖報道でリベンジ消費に踏み切れない日本人の性向によるのかもしれない。

2　日本のワクチン入手と接種の遅れ

†ワクチン接種を躊躇した厚労省

日本は、イスラエル、アメリカ、イギリス、さらにはドイツ、イタリア、フランスなどに比べてもワクチンの入手と接種が遅れた。遅れたのは、ファイザー社などの治験に参加せず、かつ、日本独自に安全性を確かめたからである。しかし、ワクチンの危険性とは一〇〇万人のうちの数人に重大な副作用が現れるかもしれないということである。厚生労働省は日本人成人一六〇人に治験を行って日本人にも安全で効果があることを確かめたというのだが、一〇〇万人に数人の副作用が一六〇人の治験で分かるわけがない。無駄な治験で接種開始時期が遅れただけである。(6) 世界中で数千万人が接種すればモンゴロイド系のアジア人にも数十万人以上に接種している。それを調べた方がずっとよい。

厚生労働省がワクチン接種に躊躇したのは、天然痘ワクチン、ジフテリア・百日ぜき・

破傷風（DPT）の三種混合ワクチン、はしか・おたふくかぜ・風疹の新三種混合ワクチン、子宮頸がんワクチンの集団訴訟を受け、そのいくつかでは国が敗訴となったことを恐れているからだという。(7)

しかし、これはワクチン判決の本質を見ていない議論である。ワクチンは、多数を守るものだが、一〇〇万人に一人程度、重大な副作用が現れることがある。仮に、あるワクチンの副作用で日本の人口一・二六億人の一〇〇万分の一、一二六人に重大な副作用が出るが、それによって一二六万人の人が死を免れるとしよう。日本全体では命が救われているのだが、気の毒な方が現れてしまった。訴訟に対応した心優しい裁判官は、それで国家財政がどうなるわけでもないのだから、気の毒な一二六人を救ってやりたいと思うだろう。この一二六人にワクチンで副作用が起きたという厳密な因果関係を求めたら絶対に裁判では勝てない。因果関係を甘くして救いたいと考えたとしても不思議ではない。

厚労省がワクチン接種に逡巡するようになったのは、一九九二年のはしか・おたふくかぜ・風疹の新三種混合ワクチンの副作用（無菌性髄膜炎を引き起こす）をめぐる東京高裁での国の敗訴である。これは、上記の一般論とはやや異なって、おたふくかぜワクチン原液を製造していた企業が無断で製造方法を変更したことによるものである。結果、一二〇〇人に一人の無菌性髄膜炎を発症させた。

これは不可抗力のワクチンの副作用というものではない。もちろん、企業の行動を監視できなかった厚労省の責任かもしれないが、実際上、監視は困難だろう。責任はこの企業にある。しかし、企業だけの責任としては、金銭的に十分な補償をさせることはできない。心優しい裁判官なら、国の監督責任を認定して被害者への補償の途を開くだろう。実際にそうしたのである。[8]

厚労省が責任を感じるべきは、一二六人の命しか救えないワクチンで一二六人の重大な副作用を引き起こしてしまったような場合、あるいは時代遅れの粗悪なワクチンを投与してしまった場合である。政府は、弁護士を雇って、あまりにも因果関係の立証が弱い訴訟にだけ勝てばよい。厚労省が、医療施設不足に責任を感じているようには思えない。なんでワクチンの副作用にだけ強い責任を感じるのか不思議である。

菅首相は、「承認が二カ月遅れた。ワクチン対応が評価されなかったのが一番残念だ」と述べたという。[9] 日本は五月からではなく三月から本格的なワクチン接種ができたはずである。図6-1に見るように九月末には六割の国民が二回の接種を終えている。二カ月早ければ七月末には二回の接種が終わり、感染者数が劇的に減少していたかもしれない。二〇二一年九月の急減を見ると、そうなってもおかしくはない。

†接種はインフルエンザと同じようにできる

ワクチンを海外から入手した後は、どのように迅速に接種できるかである。ワクチンの配送、会場、打ち手、副作用に対処する医師、全体の流れの管理者が必要だ。

政府は、米ファイザー社から二〇二一年内に一億四四〇〇万回分（七二〇〇万人分）の供給を受けることになり、その後、さらに二〇二一年九月までに五〇〇〇万回分の供給を受ける。英アストラゼネカ社から、二〇二一年の初頭から一億二〇〇〇万回分、米モデルナ社から二〇二一年九月までに五〇〇〇万回分の供給を受けることが決まった（厚生労働省「新型コロナワクチンについて∨開発状況について」）。合計、三・六四億回分である。

さらに、厚労省は二〇二二年の初頭から、米ファイザー一・二億回分、米モデルナから五〇〇〇万回分、米ノババックスから一億五〇〇〇万回分、合わせて三・二億回分の供給を受ける契約を結ぶか、契約のための協議をしている（同「開発状況について」）。これは前述の三回目接種、ブースター接種のためである。

人口の八〇％の人が二回接種されて抗体を持てば、コロナ感染症はそれ以上拡大しないとしよう（デルタ株によってもっと高い接種率と引き続きの行動制限が必要になるかもしれないが）。日本の人口一億二六〇〇万人の八〇％は一億人、二回接種しないといけないので、その二倍の二億回のワクチンを接種すれば、経済も暮らしも正常に戻ることが期待できる。外食旅行業界を中心として低迷を余儀なくされていた経済はこれで正常に戻ることができる。ワクチンの供給量は二〇二一年中には十分だが、これだけの大量のワクチンを迅速に接種できるかが二〇二一年初めには大問題となっていた。二億回を五月から一〇月末までの六カ月に打つとすると、一日に一一一万回打つ必要がある。新型コロナウイルス・ワクチン接種は、これまでにない大規模なプロジェクトだとされていたのである。

しかし、実は、インフルエンザは毎年、六〇〇〇万回以上のワクチンが接種されている。二〇二〇／二一年シーズンでは六三五六万回分が供給された[10]。インフルエンザワクチンは一〇月に供給され一二月までの三カ月間に接種される。保管のミスなどで廃棄される分もあるので、この九五％、六〇三八万回、つまり一日に六七万回（六〇三八÷九〇）が毎年接種されている。六七万回を一一一万回と六五％増しにして、三カ月間していることを六カ月間続けてするというだけのことである。無理という話ではない。

†なぜ接種が大変だという話になるのか

それでは、なぜ接種が間に合わないとか、集団接種会場を設けるなど、特別なことをしないとできないという話になっているのだろうか。もちろん、特別なことをしなくてもできるという首長もいる。東京都練馬区の前川燿男《あきお》区長は、通常の診療所での個別接種を中心に進めると表明した[11]。前川区長は、都の福祉部門で長く働いていたので実情をよく知っているのだろう。また、二〇二一年九月以降、都内の一部自治体では集団接種会場を縮小する動きが出ている。会場の確保や設営に費用が掛かり、今後は医療機関での個別接種に軸足を移すとのことである[12]。

しかし、多くの自治体は、集団接種を考え、できるかどうか悩んでいたようだ。インフルエンザワクチンは普通の冷蔵庫で管理できるが新型コロナワクチンはマイナス七〇度で保存しないといけないという違いがある（これはファイザーの場合、モデルナはマイナス二〇度、アストラゼネカは二度から八度）。インフルエンザワクチンは毎年五％が無駄になっている。冷蔵庫で保管しても、いつまでも保管できるわけではないから、当然無駄が出るだろう。インフルエンザワクチンなら無駄になっても誰も気にしないが、貴重なコロナワクチンを無駄にしたとなればマスコミが黙っていない。マイナス七〇度で保管のワクチンならインフルエンザワクチン以上の無駄が出るだろう。だから、難しいと予防線を張っていたのかもしれない。

さらに、インフルエンザワクチンは、大人は一回打てばよいがコロナワクチンは二回打つ必要がある。間違いなく二回打たなければならないとするのであればその管理はどうするのだろうか。管理に失敗して世間の非難を浴びたらいやだ。だから慎重かつ厳密にする必要があると言っていたのかもしれない。確かに、無駄は出たし、接種回数を間違えたこともあった。しかし、それらが全体のプロジェクトを大きくゆがめるようなものにはならなかった。

さすがに、菅総理は、日本はインフルエンザワクチンを毎日六〇万回以上打っていることを知っていた(13)。

厚労省のホームページ「新型コロナワクチンの接種実績」には二〇二一年四月九日までの実績しかなく、その後の実績は官邸のホームページ「新型コロナワクチンについて」にある。ワクチン接種に協力的でなかった厚労省に対する官邸の嫌がらせなのかもしれないが、剛腕と言われた首相にしてこのぐらいの嫌がらせしかできないのは寂しい。首相官邸のデータによると、七月の接種数は一日平均一二六万回、八月は一四四万回、九月は一一七万回、一〇月は八三万回である。

ワクチン嫌いの人はいて、日本では、六二・八%の人は接種を希望するが、三七・三%の人は希望しないという調査がある(「コロナワクチンに関する意識調査」共同通信PRWire 2021/3/30)。海外の実例を見ても、前掲図6－1、6－2に見るように、人口の五割に達したころから接種のスピードが低下している。ただし、日本では、五割を超えても接種を忌避する傾向はあまり表れていない。

†接種体制構築のミス

接種をさらに早く進めるのであれば、注射をできる人の範囲を広げるべきだった。憲法に非常事態条項がないから何もできないという政治家が多いのだが、非常事態で何をするかを考えなければ非常事態条項があっても事態を改善することはできない。注射できる人の数が増えなければ接種数に制約が生まれてしまう。イギリスでは素人を訓練して注射をしていたが、日本では医師会の反対で注射できる人の数が限られていた。非常事態とは、その人にしかできないことをやってもらって、その人でなくてもできることは人をかき集めてすることだ。

亀田総合病院の八重樫牧人医師が、薬剤師もワクチンの打ち手に加えるように提言していた。「日本では打ち手不足がボトルネックとなり、接種が遅れることが最初からわかっていた。世界では二六カ国・地域（二〇二〇年時点）で薬剤師がワクチン接種を担っている。カナダでは、薬剤師が接種資格を得る時に必要な実地訓練は一日だけだ。日本でも三一万人いる薬剤師が接種を担えない現状は改めるべきではないか。……コロナワクチンの筋肉注射は、注射のなかでも手技の難度が最も低い」と書いている。(14) 立派なお医者様がいるものである。

政府は、医師会の反対を恐れてこの提言を受け入れなかった。非常事態が何であるか、理解していないのである。医師には医師にしかできないことをしてもらって、筋肉注射は筋肉注射ならできる人を集めてするのが非常事態というものである（平常でもそうしてよいのかもしれない）。実際には、打ち手不足はなかったようだが、それだけコロナに対応すべき医療スタッフの数を減らすことになった（第5章2「ワクチン接種にかかる医療資源」参照）。

巨匠黒澤明監督に、『一番美しく』という、太平洋戦争中の一九四四年四月公開の映画がある。女子学生を動員して、戦闘機の照準器のレンズを磨かせるという話である。なかなかうまくできないながらも一生懸命努力して使えるようなレンズを磨けるようになる、という戦意高揚映画である。非常事態法も国家総動員法もある時代だから、何でもできる。しかし、本来、レンズ磨きとは熟練の仕事であり、筋肉注射よりずっと難しいだろう。それを女子学生にさせて、レンズ磨きの職人は何をしていたのだろうか。そもそもちゃんと磨けたのだろうかと心配になる。

後に、アメリカが、日本の総動員体制について、「熟練工も技能を教えることのできるベテランの技能労働者も徴兵して、武器の生産現場ですら熟練労働者不足に陥り、品質の低下に悩んでいた」と評している。大監督には申し訳ないが、『一番美しく』は、この混乱を美談に仕立てた映画ということになる（ただし、当時の人は、自分の知人の技術者が徴兵されたことなどから、美談ではないことを知っていたという評価もあるようだ）。もちろん、一番悪いのは、何をどう総動員するかを理解していない軍人たちである。

†接種証明を行動自由のパスポートに使おうとしなかった謎

二回の接種証明を厳密に行う必要があるとしたら、接種証明を行動自由のパスポートにする場合だ。ワクチンは、二回接種で九五％の人を感染させなくする。しかし、一回ではそうならない。だから、行動自由のパスポートにするためには必ず二回接種したことを厳密にチェックする必要がある。二回接種した人は旅行したり会食したりしてもよいはずだ。これは苦境に立たされている外食旅行業界は、これらの人にお客になってほしいはずだ。これは極めて有効な需要喚起策になる。外食・旅行業界を助けたくてＧｏＴｏキャンペーンをしてしまう政府が、なぜ外食・旅行の需要喚起策に使うことが嫌なのか分からない。

ワクチンを接種しない人を差別することになるというのだが、ワクチンを接種した人は他人にうつす可能性が減るのだから優遇するだけで、差別しているわけではない。自由の国のアメリカも、人権の国のフランスもワクチンパスポートを使っている（もちろん、それぞれの国内で反対はある）。アジアの中途半端な自由と民主の国である日本は、両国の真似をすればよいだけだ。
ただし、ワクチンパスポートの使用について、鈴木康裕元厚労省医務技監（二〇一七年七月就任、二〇二一年八月退官）は、雑誌のインタビューで「新型コロナのウイルス接種を証明する「ワクチンパスポート」とPCR検査の二つさえ徹底すれば、日本人の海外への観光やインバウンドも回復していくでしょう。」とその利用に積極的な見解を述べている。[15]
経団連は二〇二一年六月二四日、「ワクチン接種記録（ワクチンパスポート）の早期活用を求める」という提言を行っている。[16] 政府においても、二〇二一年九月三日、新型コロナ対策分科会が、新型コロナウイルスのワクチンを接種した人の移動や行動に関する制限緩和をめぐり、提言をまとめた。ワクチンパスポートを用いて、感染対策と経済活動の両立を目指そうとするわけだ。[17] ただし、ここでワクチン接種率の高さをワクチンパスポート利用の基準にしているのは理解できない。新たな変異株がワクチンの効果を低下させてしまう可能性もあるのだから、ワクチンが感染や重症化を有効に抑制していることを確認してという条件を入れるべきである。
政府は、ワクチンパスポートが人権侵害になるという反発を恐れ、機が熟するのを待っていたのだろうか。私は、それなら飲食店の代表に早めに発言してもらった方が効果的だったのではないかと思う。共産党のポスターに「居酒屋の灯を消すな　コロナ自粛には補償を」というものがあった。[18] 大企業は嫌いでも、居酒屋の嫌いな人はあまりいないのではないかと思う。私も居酒屋は大好きである。

3 ワクチン接種費用――購入費と接種費

†これほどお得な買物はない

ワクチンの素晴らしい効果についてはすでに説明した。これほど素晴らしいことをどれだけのコストで実現できるだろうか。ワクチン購入費は七六六二億円（財務省「令和二年度一般会計新型コロナウイルス感染症対策予備費使用実績」）、ワクチン接種の実施に五七三六億円である（「令和二年度厚生労働省第3次補正予算（案）の概要」）。合わせて一兆三三九八億円である（第5章3のワクチン費には開発費が含まれているが、これは購入費と接種費のみである）。接種が完了すれば、感染を抑えるために外出や外食を控える必要がなくなるので、一・三兆円の支出で九九兆円の利益（第7章まとめ参照。これは最大限の評価。最小限の評価は二二兆円）がある。これほど費用対効果の高い政府支出は考えられない。

前述のように、日本は二〇二一年度に三・六四億回分のワクチンを購入している。購入費七六六二億円を、三・六四億回で割ると一回二一〇五円である（この金額は、第3章7「感染症を社会全体で抑えるための論点」で述べた台湾のワクチン購入費一回一二六七円よりかなり高い）。第3章で説明した、感染者を隔離するための不完全な手段であるPCR検査が一時は一回二万円、現在でも二〇〇〇円程度であることを考えると、これほどお得な買い物はない。

購入費も接種費もやや高いようだ

一方、接種費用は日本の人口の約八割の一億人に二回接種したとして一回二八六八円（五七三六億円÷二億回）である。それでも足りないようで、注射料を上げて人をかき集めていたようだ。ワクチン代と接種料を合わせると一回四九七三円である。インフルエンザワクチンの接種費用が薬剤も含めて一回四〇〇〇円程度であることを考えると、ワクチンも接種費用もやや高いようである。

なぜそうなったかというと、接種費用については、接種できる人の範囲を医者から歯科医に広げただけで、既存の医療資源の動員でなんとか増やそうとしたからだろう。インフルエンザワクチンの一日六七万回の接種をコロナワクチンでは一一一万回にするとは仕事を六五％増やすということである。注文が一〇倍来たら設備を拡張しなければならないが、六五％だったら、とりあえず、残業手当もボーナスもたっぷり出すから頑張れと社長は言うだろう。その結果、一日一〇〇万回以上の接種が実現した。しかし、接種費用はやや高くなった。ワクチン購入費が高くなった理由は分からないが、私が余計な費用を入れているのかもしれない。

余分に購入したのは無駄だと考える人もいるかもしれないが、どのワクチンが成功するか分からないのだから、複数の企業と契約するのは当然である。一〇倍の七・六兆円かかったとしてもまだまだ安い。また、余ったワクチンは、中進国には代金を払ってもらい、貧しい国には無償または安価に供与すればよい。もちろん、外交的配慮での無償配布もあるだろう。先進国だけでワクチンを打っても、途上国で感染が広がれば、そこから新たに強力な変異株が生まれる可能性がある。先進国に変異株が侵入すれば、コロナ感染症は撲滅できない。だから、全世界でワクチンを打ってウイルスを撲滅する必要がある。

4 国産ワクチンは良いことばかりではない

†効果の劣るワクチンを押しつける中国

日本も税金を投入して国産ワクチンを作るべきだという人が多いのだが、国産は良いことばかりではない。コロナ感染症で分かったのは、ファイザー社とモデルナ社のメッセンジャーRNAワクチンがもっとも優れているということである。しかし、もし日本が国内開発に成功していたら、それがメッセンジャーRNAワクチンより効果の劣るワクチンであっても、何とか国内で使用させようとしたかもしれない。

中国はそうしている。台湾は、ドイツのビオンテック社（ファイザー社とワクチンを共同開発したドイツのバイオ企業）とファイザー社製ワクチンの購入を交渉していたが、同社とすでに契約済みの中国の製薬企業が、中国本土や香港、マカオだけでなく台湾での販売代理権も自分たちが有していると介入、台湾のワクチン購入を妨害したとのことである。[19] また、この企業はビオンテック社の大株主でもあり、その立場も妨害に使えたようである。[20]

しかし、それだけの力があるなら、お金を払ってファイザー社のワクチンのライセンス生産をすることもできると思う。中国は、そうする代わりに中国製のワクチンを自国民と貧しい国に押し付けている。日本政府が、自国民に効果の落ちるワクチンを押し付けるという中国と同じことをしないという保証はない。

†中国のワクチン外交は二〇二一年まで

また、中国のワクチン外交も二〇二一年までである。私は、中国のワクチンよりアストラゼネカのワクチンを打ちたい。ファイザーもモデルナも、高く売れる先進国に売った後は、安くても途上国にたくさん売りたいはずである。

　中国がワクチンを海外に配布できることが、共産主義体制の勝利を示すものだという中国の自己宣伝を信じる人が日本にもいることは残念だが、仮に勝利であるとしても、それは短期的なものにすぎない。一年で自由主義体制下の製薬企業が大量生産できる。中進国は自分で購入して、貧しい国は日本を含む先進国が援助すればよい。ファイザーとモデルナの約九五％の有効率という、感染症学者にも思いもよらないほどの高い効果を持つメッセンジャーRNAワクチンを発明し大量供給できることこそ、短期的に旗色が悪くなることはあっても、長期的には（といってもせいぜい一年間の遅れに過ぎないのだが）人々の自由な試みを賞讃する自由主義体制が勝利することの実例である。[21]

　コロナ感染症の発生以来、ワクチンに限らず、民主主義国よりも、権威主義国の方が、厳しい行動制限、国境封鎖、都市封鎖などによってうまく対処できているという言説が一部で盛んになったのは残念である。確かに、一見、権威主義国の方が民主主義国よりもコロナ感染症を抑えているように見える事実があるのだが、東島雅昌《ひがしじままさあき》東北大学准教授と安中進早稲田大学高等研究所講師によると、権威主義国の情報が信用できないことを考慮すると、そのような事実はまやかしであるという。[22]

†中国もmRNAワクチンを作る

中国は、有効率の高いmRNAワクチンを製造しようとしている。二〇二〇年12月21日、中国国営メディアは、中国人民解放軍の軍事科学院、雲南沃森生物技術、蘇州艾博生物科技が共同開発している、同国初となるメッセンジャーRNA(mRNA)型の新型コロナウイルス・ワクチンの製造施設の建設が始まったと報じたとのことである。[23]その後、これについては続報がないが、艾博生物科技(アボジェン・バイオサイエンス)、それに斯微生物科技(ステミルナ・セラピテクス)がmRNA型のワクチン開発を進めているとのことである。また、艾博生物科技のワクチンは摂氏二〜八度で保存できるとのことである。[24]中国に先見の明はないかもしれないが、後知恵はある。日本には、後知恵もないと思っていたら実はあって第一三共がmRNAワクチンを開発とのことである。[25]有効性の高い日本ワクチンの誕生を期待したい。

5 コロナ対策の費用対効果分析のまとめ

†大きかったワクチンの費用対効果

ここで第1章から第6章までで説明したコロナ対策の費用と効果の分析結果を表6－1にまとめておこう。対象は、国境検疫、一斉休校、アベノマスク、三密対策、広範なPCR検査、クラスター対策、緊急事態宣言、医療資源の動員、ワクチンである。本書での参照個所も示している。

詳しい内容は本文の通りだが、改めてワクチンの費用対効果が大きいことが分かる。医療資源の動員にかかる費用は、無駄が多すぎると思うが、かけるしかなかったというものかもしれない。広範なPCR検査には賛否両論があるだろう。

†本章のまとめ

ワクチンの効果は劇的である。感染力の強いデルタ株によって、その効果は抑えられているが、重症者を減らす効果は劇的である。にもかかわらず、日本はワクチン入手に遅れ

政策	費用	効果	参照個所
国境検疫	1,016億円	初期の感染者の少なさ。変異株の阻止	第1章
一斉休校	不明。学力低下と学力格差の拡大をどう考えるか	不明	第2章
アベノマスク	260億円	不明。小さい	第2章
3密（密閉、密集、密接）対策	厳密に実施すればコスト大	特に深刻なところだけで行えば効果大	第2章
広範なPCR検査による隔離	1.1兆円	感染者との接触を毎日1.0%ずつ減らす。これで非常事態宣言の発出を遅らすことができれば効果大	第3章
クラスター対策	840億円	不明。おそらく効果小。初期には効果あり	第3章
緊急事態宣言	経済縮小コスト。22兆円〜99兆円	感染者、死亡者の減少	第6章
医療資源の動員	7.8兆円	医療体制の拡充、治療法の確立、治療薬の開発はするしかないこと。医療資源の動員には工夫の余地あるはず	第5章
ワクチン	1.3兆円	22兆円〜99兆円	第6章

表6-1　コロナ対策の費用と効果

た。ここで必要とされたワクチン接種のスピードは、日本が毎年行っているインフルエンザワクチン接種の六五%増しであった。実際には、ほぼ倍のスピードで接種ができた。

ワクチン購入費と接種費は、その効果と比べれば安すぎると言ってもよい。ただし、接種できる範囲の人を拡大して、医療資源をもっとも必要なコロナ治療に振り向ける必要があった。

また、この章では、これまでのコロナ対策の費用と効果についてまとめた。

注

(1) 「mRNAワクチンの効果は実世界でも90%、CDC追跡調査」MIT Technology Review 2021.03.31 (https://www.technologyreview.jp/s/238391/the-moderna-and-pfizer-vaccines-are-90-effective-at-stopping-infection-in-the-real-world-too/)。

(2) 「アストラゼネカ　ワクチン〝七九%の有効性〟米などで臨床試験」NHKニュースWEB、二〇二一年三月二三日。

(3) これらのワクチンの評価は厚生労働省HP「新型コロナウイルス感染症について〉新型コロナワクチンについて〉新型コロナワクチンの有効性・安全性について〉ファイザー社/モデルナ社/アストラゼネカ社の新型コロナワクチンについて」にある。

(4) 「「二流のワクチン?」中国ワクチンの有効率わずか五〇%　南米に動揺と失望が広がる」ニューズウィーク日本版、二〇二一年四月二一日 (https://news.yahoo.co.jp/articles/e2c84af742588108e519b3a79606e705ec6f78d2)。

(5) 「3回目接種実施決定「間隔8カ月以上」　医師らに年内にも」日本経済新聞電子版、二〇二一年九月一七日。

(6) 佐藤綾野「なぜ遅れたワクチン接種……国内治験は必要だったのか?」SAKISIRU 二〇二一年六月一日 (https://sakisiru.jp/3144)。

(7)「過去の苦い記憶　日本のワクチン展開の影響を懸念」AFP BBニュース、二〇二一年二月一日(https://www.afpbb.com/articles/-/3325885)。
(8)土井脩「MMRワクチン副作用問題」『医療品医療機器レギュラトリーサイエンス』四二巻一二号、二〇一一年。
(9)「厚労行政の改革持ち越し　コロナ対策後手、政権の急所に」日本経済新聞電子版、二〇二一年九月一〇日。
(10)「東京・練馬の区長、「かかりつけ医でワクチン」構築」日本経済新聞、二〇二一年二月二八日。
(11)厚生労働省　平成三〇年四月一一日第一回　医薬品医療機器制度部会「改正法の施行後5年を目途とした検討」「資料2　2020/21シーズンのインフルエンザワクチンの供給について」(https://www.mhlw.go.jp/content/10906000/000704142.pdf)。
(12)「集団接種　会場縮小の動き」日本経済新聞、二〇二一年九月一五日。
(13)「「一日一〇〇万回」接種の実現危ぶむ声、大規模会場二か所で計一・五万回どまり」(読売新聞、二〇二一年五月一一日)は、菅首相の唱えた一日一〇〇万回という数字は、季節性のインフルエンザワクチンが一日平均で約六〇万回打たれているという実績を踏まえたものであると指摘している。
(14)八重樫牧人「日経済教室欄　ワクチン接種、薬剤師も打ち手に」日本経済新聞、二〇二一年六月二三日。
(15)鈴木康裕インタビュー「今秋にはコロナ収束への目途が立つ」『Voice』二〇二一年九月号。
(16)「提言「ワクチン接種記録(ワクチンパスポート)の早期活用を求める」(二〇二一年六月二四日一般社団法人日本経済団体連合会　新型コロナウイルス会議)。
(17)「ワクチン接種が進む中で日常生活はどのように変わり得るのか？　二〇二一年九月三日」新型コ

ロナウイルス感染症対策分科会。
(18)「共産が「ぶれずに」正面見る新ポスター　立憲とは対照的」朝日新聞DIGITAL、二〇二一年八月三〇日。
(19)「台湾総統、ワクチン購入妨害で中国を批判」産経新聞、二〇二一年五月二七日。
(20)「台湾　難航するワクチン確保」エコノミスト・オンライン、二〇二一年二月二三日。
(21) 吉松崇「新型コロナのワクチンが一年足らずで開発できた理由～基礎科学が誘発したベンチャーの勝利　米アカデミズムとベンチャーのダイナミズム」「論座」二〇二一年四月二九日 (https://webronza.asahi.com/business/articles/2021042500002.html)。
(22) 東島雅昌「民主主義の未来㊥「権威主義の優位」前提疑え」日本経済新聞、二〇二一年八月一九日。安中進「民主主義は権威主義に劣るのか?」『中央公論』二〇二一年九月号。
(23)「中国初のmRNAコロナワクチン、製造施設の建設開始」ロイター、二〇二〇年一二月二一日。
(24)「中国企業が開発の「mRNA コロナワクチン」最前線」東洋経済オンライン、二〇二一年九月七日。
(25)「第一三共冷蔵輸送の技術検証　中小の診療所、接種容易に」日本経済新聞、二〇二一年一〇月九日。

通常、不況とは需要が減少することである。コロナショックが、日本のインバウンド消費（海外旅行客の日本での消費）を縮小させるだけなら需要減少ショックであるから、需要を拡大すればよい。ところが、サプライチェーンが寸断され、部品がなくて完成品が作れなくなった。これは供給ショックであるから、需要を拡大しても部品がなくて需要に応じることができない。従来型の需要拡大策では対応できない。

さらに、感染症は全世界に広まった。全世界のインバウンド消費の低迷も、全世界のサプライチェーンの混乱も続いている。

もっとも影響が大きいのは感染を避けるための外出抑制である。外出禁止となれば、インバウンドどころではなく、全世界のすべての消費と生産が停滞してしまう。しかも、全世界を巻き込んでいるのだから、ショックは次々と他の世界に広がり、有効性の高いワクチンが大量供給されるまで収束の見込みが付かなかった。

1　ケインズ的、ナイト的状況

新型コロナ感染症によって、日本と世界は深刻な不況に陥った。新型コロナ感染症によって、人々は外出せず、人との接触を避けることを余儀なくされているからである。外出し人と接触しなければ所得を生み出せないサービスがある。旅行、外食、映画、演劇、音楽、スポーツ観戦などの生のエンターテイメントである。これらのサービス業の生産は大きく落ち込み、その所得減少が他の部門にも波及し、二〇二〇年度の実質GDPは前年比マイナス四・八％となり、名目GDPは二二兆円の減となった。二一年度はそれぞれプラス三・三％、プラス一五兆円と弱い回復に留まると予想されている（日本経済研究センター「ESPフォーキャスト調査」二〇二一年一〇月七日）。

コロナ禍がもたらす経済的ショックはケインズ的状況をもたらしている。すなわち、ケインズが指摘したように、「ある人間の支出は別の人間の所得」なのである。(1) 外出禁止は働くことと支出の禁止になる。外出できないから支出ができない。支出がないから所得が生まれない。働けないから所得がない。所得がないから支出がない。支出がないから所得がないということである。

†大胆な金融緩和政策とコロナショック

この状況を、感染症学者は、長期に続くと考えていたように思われる。なぜなら、ウイルスに有効に作用する治療薬は存在せず（インフルエンザウイルスに効果があるとされるタミフルの効能は四日間の発熱期間を三日間に縮める程度のものであるらしい。だから、日本以外の国ではあまりタミフルを処方しない。日本は全世界のタミフルの七割を使用しているとのことである）[2]、ワクチンには必ず副作用があり、開発には五年以上かかるのが通常であり、しかも、どれだけの効果があるか分からない、と考えていたからだろう[3]。第6章で述べたmRNAワクチンのように、驚異的に有効性の高いワクチンがわずか一年で発明され、大量供給されるとは考えていなかった。

一方、普通の人々、政治家は、なんとなくそんなに続くものとは思っていなかったようである。なぜかと言えば、根拠はないが、そんなに続かれては困ると思っていたからだろう。

新型コロナウイルス不況が短期で終わるなら、短期の所得減には貸出の拡大が有効である。コロナショックが1四半期で終わるものなら、その期間だけお金を借りることができればショックを受け流すことができるだろう。一〇〇年に一度のパンデミックなら、一〇〇年かけて返済してもよい理屈だ。もちろん、実際には数十年後にまたということもありうるわけだから、一〇〇年とはいかないだろうが。

金融機関にとっても、流動性が枯渇する人々への資金提供は、本来の仕事である。金融政策は、金融機関の事業者への貸出を支援することができる。不謹慎ではあるが、金余りの中、低金利で貸していた銀行にとって貸出条件を上げるチャンスだったかもしれない。

コロナショックに対して金融緩和が有効だったことは明らかである。コロナショックが明らかになった二〇二〇年二月以降、日本銀行は、それまでの大胆な金融緩和をさらに拡大した。その結果、図7-1に見るように、日経平均は最悪で四〇〇〇円下落した後、コロナ以前よりも上昇、円は数円の増価の後下落した。リーマンショック（二〇〇八年九月）時には、それ以前のパリバショック（二〇〇七年八月）時から考えれば、日経平均株価は一万円下落、円は四〇円も増価した。金融政策が、コロナショックに対し、リーマンショックに対してよりも、より適切に対処している。

もちろん、借りやすくしただけでは十分ではない。コロナショックは二〇二〇年だけでなく二〇二一年にも続くと分かったからである。こうなると、ケインズ的な意味で政府の出番である。政府が、財政支出を拡大して人々を助けるより方法はない。もちろん、金融緩和は、民間が借りやすくなるだけでなく、政府が借りやすくなることでもあるから、そ

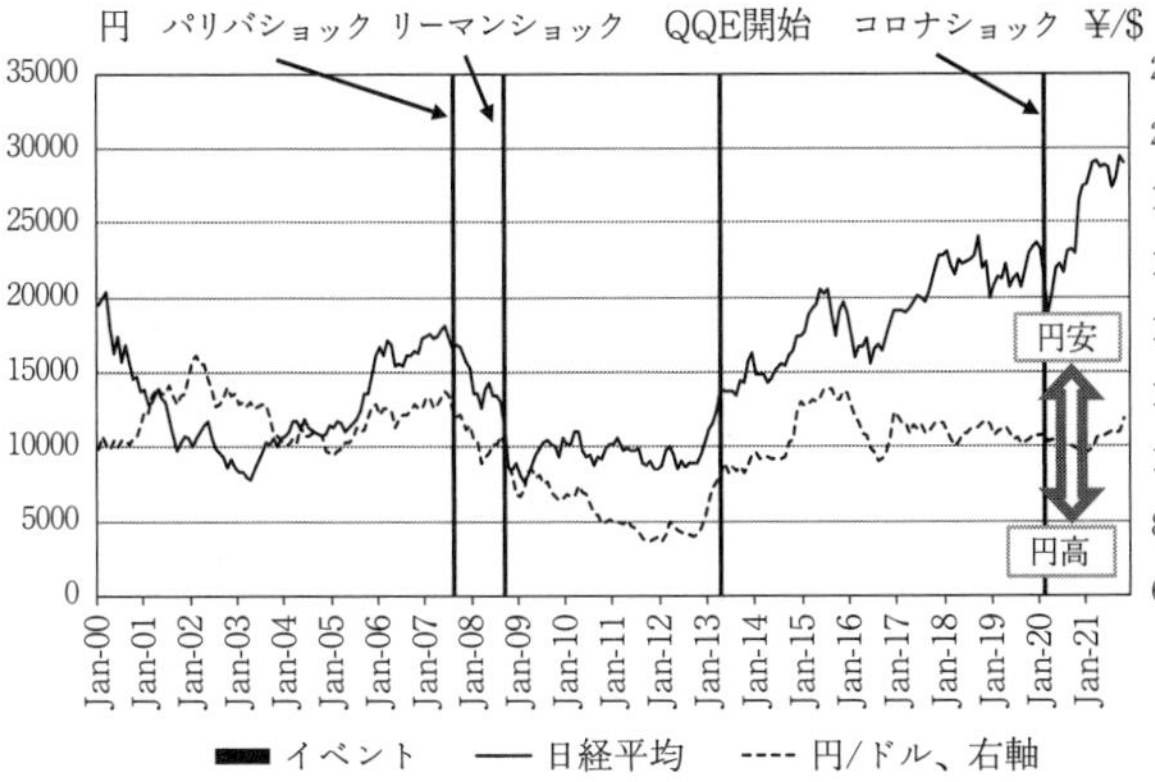

図 7-1　円レートと日経平均の推移
（出所）日本銀行、東京証券取引所

のためにも有効である。

ナイト的状況をもたらす

また、ナイト的不確実性の状況でもある。[4] いつ発生し、いつ終わるのか、誰も分からない。確率計算の世界ではない。ナイト的不確実性に対応するためには、現預金の積み上げが有効である。コロナ以前、日本企業は、無駄に現預金を積み上げていると批判されていたが、今になって見ると、日本企業はナイト的不確実性に対応していたと言えないこともない。

コロナショックによって、日本企業の、現預金があれば潰れなくてすむという信念は、さらに強化された。ワクチンのおかげで二〇二一年末から経済が正常に戻っても、所得から支出へのメカニズムは、所得から預金へのメカニズムにとって代わられる。そうでなくても、コロナショックで失われた現預金を新たに積み上げる期間が必要になる。すべての企業がそのように行動すれば、支出がなくて所得が生まれないという状況が長期に続くことになる。

そうであるとすると、コロナ禍が収まっても、企業は警戒的な行動を取るだろう。すなわち、企業も家計も、所得から支出ではなく、所得から貯蓄へと動くだろう。貯蓄はあるが、投資はないという状況になる。銀行にとっては、預金はあるが貸出はないという状況である。これは金利を低下させ、銀行の不満はますます高まるだろう。しかし、人々の行動が変われば、そうなるしかないものだ。

2　財政赤字は拡大するしかない

政府としては、新型コロナウイルスによる不況とコロナ対策のための支出は拡大せざるを得ず、税収は減少し[5]、財政赤字の急増は避けられない。一般会計の基礎的財政収支（国債以外の歳入－国債費を除いた歳出）の赤字は、ここ数年の二〇兆円程度から二〇二〇年度には九七兆円へと拡大した。この要因は、三回の補正予算で積み上げられたコロナ対策予算七七兆円（第8章表8－1参照）によるものである

†企業の赤字とは何か

この赤字を心配されている読者も多いだろうが、まず、政府の赤字と企業の赤字とは全く異なるものであることを説明したい。企業が黒字であるとは、売上からすべての費用を差し引いたものがプラスになっているということである。企業の費用とは原材料費や賃金や資本コストをすべて足し合わせたものである。したがって、企業が黒字であるとは、すべてのコストを負担した以上に売上があるということであるから、価値を創造しているということになる。また、企業が赤字であるとは、価値を創造できていないということである。

こう言うと、それはきれいごとであるとか、市場原理主義者の言い分であるとかの批判があるかもしれない。確かに、少なからぬ企業が、下請けを買いたたいたり、労働者を無理やり働かせたりして利益を得ているのかもしれない。利益は、下請けや労働の価値を毀損していることを示すのであって、価値を創造しているかどうかの判断基準にはならないかもしれない。

しかし、若者を過度な労働に追いつめるブラック企業や下請け叩きという言葉を最近はあまり聞かなくなった。コロナ不況が始まる二〇一九年まで長期の景気拡大が続いたおかげで、このような企業は労働者を集めることができにくくなった。部品の供給においても同じだろう。もちろん、コロナ不況で、再びブラック企業が幅を利かすことになるのかもしれないが、景気が良ければ、利益は、企業が価値を創造していることの証拠になるだろう。

一方、政府の赤字とは、政府が使う以上に税金を取ったことの証拠にしかならない。税金を取るのは民間の生み出した価値を取り上げたことであり、政府が税金の支出によってそれ以上の価値を生み出しているかは分からない。政府の黒字は価値を創造していることで、赤字は価値を破壊していることだとは言えないのである。大事なのは、歳入と歳出の差額ではなくて、歳出の中身である。コロナ対策七七兆円が本当に価値を生み出しているのか疑問である。

†政府の赤字はなぜ悪いのか

では、政府の赤字がなぜ悪いのかと言えば、大きくいって三つの考えがある。第一は、ともかく赤字はいけない、税金を取るか、支出を減らして何としてでも黒字にしなければならないというものである。しかし、これは理由にはなっていないので間違いである。

第二はクラウドアウトの議論である。政府が赤字であるとは、収入以上に支出しているということだから、貯蓄がマイナスということである。であれば、国全体の貯蓄も減少して、民間の投資余力を奪ってしまうというのである。メカニズムとしては、貯蓄不足で金利が上がり、投資が減るというのである。理屈は正しいと思うが、超低金利の今、そんなことが起きているのだろうか。起きているとしても、目に見えない程度だろう。財政赤字で国債発行額は増大しているが、銀行は貸出先がなく国債を買うしかない。国債金利は低いままとなり、財政赤字は過度の金利上昇をもたらすことなく維持できるだろう。

企業に今なぜ投資をしないのかと聞けば、コロナ禍で、先が見通せないので投資ができないと答えるだろう。そもそも、不況とは民間企業が投資をしないから起きるのであって、不況期に政府支出が民間投資を減らす可能性は低い。また、政府支出には投資的なものもある。コロナ対策とは人々の命を救うものである。命を長らえた人々は、多かれ少なかれ経済に貢献するのだから、これは投資である。

第三は世代間の不公平の議論である。現在の政府が赤字を出して現在の世代のために使ってしまえば、将来の政府は将来の世代に増税して赤字を埋めなければならない。これは不公平だというものである。しかし、政府は現在の世代に国債を発行して赤字を埋めたのである。国債という金融資産を購入したのは現在の世代である。国債は現在の世代から将来の世代に贈与される。将来の世代は、この国債で増税分の支払いをすることができる。平均で考えれば世代間の不公平はないのではないか（野口旭『反緊縮の経済学』第6章、東洋経済新報社、二〇二一年)。

不公平があるとすれば、親が若死にして苦労し、自分の税金と社会保険料で他人の親を養う羽目になった人である。残念ながら、このような人は圧倒的に少数派なので、これらの人の声が政府に届く可能性は少ない。また、この少数派のために改革をするのであれば、政府赤字を減らすより、奨学金を拡充したり、成人前に親が亡くなった人の社会保険料を減免したりした方がよいのではないか。

3 コロナ不況はサービス業不況

†通常と逆の経路の不況

コロナショックは、今までとは異なる不況である。それはサービス業、非正規、フリーランスの人々を直撃した不況である。

通常の不況とは、製造業の不況である。製造業の生産が大きく変動して、それがサービス業にも波及するというものである。ところが、コロナ不況では、図7-2に見るように、外出できないということが、飲食業や観光業の需要を激減させ、それが製造業に波及する

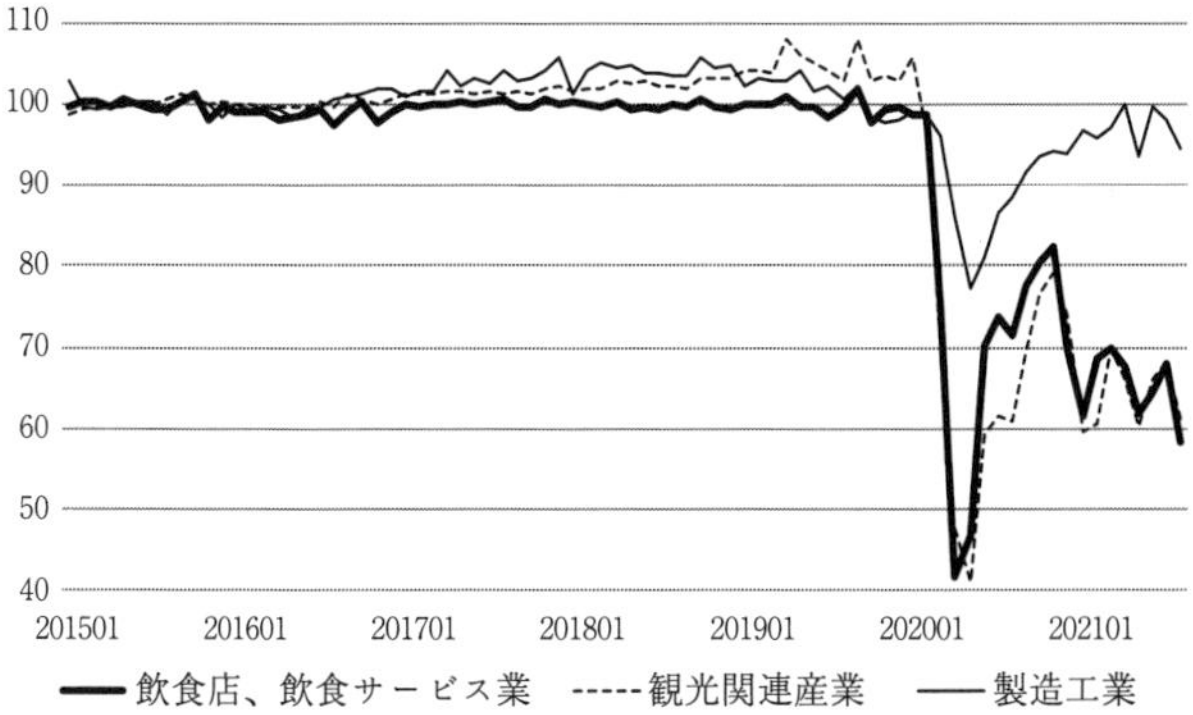

図7-2　コロナ不況はサービス業不況
（出所）経済産業省「第3次産業活動指数」「鉱工業生産指数」

という逆の経路を辿った。

もちろん、コロナショック以前から輸出の減退もあって製造業が停滞していた。その中でコロナショックを受けた国での製造が困難になり、サプライチェーンが寸断され、部品がなくて完成品が作れなくなった。また、全世界のコロナショックが日本の輸出をさらに減退させ、製造業も大きく落ち込んだ。製造業のコロナショック後の回復は二〇二〇年の終わりまでは比較的順調だったが、その後は半導体不足などもあって足踏みしている。

それに対して、旅行業や飲食業などは六割落ち込み、その後も四割近く落ち込んだままである。これらは、中小企業や非正規、フリーランスが多い職場である。これまでの製造業を中心とした不況では、事業主を通じた雇用維持や、雇用保険での対処がなされていたが、これに加えて新しい対応が求められた。第8章で述べるように、様々な対策が取られたのだが、必ずしもうまくいっていない。

†本章のまとめ

二〇二〇年度の名目GDPは二二兆円の減となった。それに対処するために、政府は通常の予算に加えて七七兆円のコロナ対策予算（第8章4参照）を支出した。七七兆円余計に支出してGDPが二二兆円減少したということは、コロナショックの経済的損失が九九兆円（二二＋七七）ということである。もちろん、すべての国民に一人一〇万円配ったのはほとんど減税と同じだから、この費用を損失とは言えない。九九兆円とは最大限の推定値である。さらに、二一年度についても大きな回復は期待できないから、損失はさらに大きなものとなるだろう。

新型コロナ感染症のもたらした不況は、ケインズ的、ナイト的状況を作った。金融財政両面からの支援は欠かせない。また、日本企業の、現預金があれば潰れなくてすむという信念はさらに強化された。経済が正常に戻っても、所得から支出へのメカニズムは、所得から預金へのメカニズムにとって代わられる。すべての企業がそのように行動すれば、支出がなくて所得が生まれないという状況が長期に続くことになる。

これは、貯蓄があっても投資がないという状況である。銀行にとっては、預金はあるが貸出はないという状況である。これは金利を低下させる。政府は、財政赤字を容易にファイナンスできるようになる。

さらに、通常の不況が製造業の不況であるのに対し、これはサービス業主導の不況であり、今までと異なる対応が求められた。

注

（1）ケインズ、ジョン・メイナード『ケインズ全集21　世界恐慌と英米における諸政策——一九三一〜三九年の諸活動』東洋経済新報社、二〇一五年、六二頁。原著一九三二年。

（2）岩田健太郎『感染症は実在しない』第4章、集英社インターナショナル、二〇二〇年四月二八日。

（3）篠原拓也「新型コロナワクチン開発の苦境・ワクチン実用化に時間がかかる理由は何か？」ニッセイ基礎研究所、二〇二〇年五月一日。

（4）フランク・H・ナイト、桂木隆夫、佐藤方宣、太子堂正称訳『リスク、不確実性、利潤』特に第一二章、筑摩書房、二〇二一年。

（5）ただし、現実には二〇二〇年度の税収は過去最高となった。これは七七兆円という政府支出の拡大が、まわり回って税収を増加させたからである。原田泰「コロナ不況でも国の税収が過去最高、「当たり前」だといえるカラクリ」ダイヤモンドオンライン二〇二一年八月二〇日参照。

第8章　不況対策の混乱

これまでの不況は、需要が足りないことによる不況であった。しかし、コロナ不況は、人々が働けないことによって起きる不況である。これまでの政府の不況対策は無理やりにでも需要をつけて仕事を作ることであったが、コロナ不況対策は働けない人々の生活を保障する所得補償になる。しかし、政府は、所得補償の経験に乏しいので様々な混乱が生じた。国民一人当たり一〇万円の一律給付をめぐる混乱も、ＧｏＴｏキャンペーンの迷走も、今回の不況がこれまでにない性質を持っていることが大きい。

日本は、コロナ対策として七七兆円の追加的政府支出を行ったが、もっとも打撃を受けたところへの所得補償を中心としたものであればこれほどの支出は必要なかっただろう。また、より強い休業要請とより潤沢な休業補償を組み合わせることもできただろう。さらに、医療資源の動員もより安価にできただろう。どうすればよかったかを議論する。

1　一律給付になった理由

†現在の所得が把握できない

コロナ不況への対策として、政府は、二〇二〇年三月には、所得が低く、かつコロナ不況によって所得が大きく減少した世帯へ三〇万円給付することを考えていた。しかし、二〇二〇年四月一七日、安倍晋三首相は、記者会見でその方針を変え、すべての国民に一〇万円ずつを配布するという方針に切り替えた。その理由を「すべての国民に協力をお願いする。ウイルスとの戦いを乗り切るためには、何よりも国民との一体感が大切だ。その思いで、全国すべての国民を対象に、一律に一人当たり一〇万円の給付を行うことを決断した」と説明した（官邸HP）。三〇万円給付が仕組みとして分かりにくく、いつになるのかも分からないと評判が悪かったからである。

コロナ不況対策であるから、コロナ禍による減収の一部を、所得制限を付けて支給するというのはまっとうなことに思える。しかし、日本の税務当局は、個人の昨年の所得と預金口座と住所を把握していないから、早く支給することはできない。一方、アメリカの税務当局は、全国民が申告納税をしているので把握している。全国民の社会保障番号も把握している。昨年の所得に応じて預金口座に振り込んだり、小切手を送ったりできる。

日本では、住民税とその元となる所得と住所は地方公共団体が把握しているが、預金口座は把握していない。マイナンバーカード普及率は二〇二〇年三月一日で一五・五％にすぎなかった（総務省「マイナンバーカード交付状況について」）。本人確認にも時間がかかる。

しかし、現在の所得をどのように把握するのだろうか。昨年の所得を把握しているアメリカにもできない。日本では、納税申告をしたことのない人も申告しないといけない。個人事業者は毎年申告しているが、今回の場合は、毎月の所得を申告しないといけない。どのような証拠が必要で、正しいかをどのように認定するかの説明会が、やっと二〇二〇年六月に開けるという状況だったという。これでは実際に受け取れるのは秋になってしまう。苦しい人は、今、お金が必要なのである。

また、六月に説明会をして人を集めたら、そこからコロナの感染爆発も起こりかねない。日本の役所は、自分の行政実務能力を超えたことをしようとする。できないことをしようとしても、忙しくなるだけでやはりできない。

趣旨としてまっとうであっても、困っている人をすぐに助けるという目的を忘れてはまっとうではなくなってしまう。

役人が所得制限にこだわり、一律給付に反対するのは、所得制限を付けなければ財政支出が際限もなく膨らみ、一律に給付するのはバラマキであり、バラマキは悪いことだと思い込んでいるからだろう。しかし、必ずしもそうではない。

†困っている普通の国民とは誰か?

一人に一〇万円という話が流れたとき、解雇されたり、フリーランスの仕事をすべて失ったりした人々だけでなく、夫の残業代が減り妻のパートシフトが減った人々にも給付があると思われたのだろう。そのような人々が、公明党を突き上げて、二〇二〇年四月一五日の自公党首会談となった。(1) 自民党の一般議員も、公明党にばかり良い顔をさせてはいられないとして突き上げた。所得の低い世帯当たり三〇万円給付が、国民一人一〇万円になった瞬間である。

普通の困っている人とは、どういう所得の人だろうか。今は多くが共働きである。夫婦とも五〇〇万円ずつでも世帯年収は一〇〇〇万円になる。それに対して、住宅ローン、保育料・教育費など固定支出がある。少しでも収入が減れば苦しくなる。給付金に所得制限を設ければ、政府は苦しい私たちを助けてくれないのかと思う。このような普通の人々を助ければ、所得制限は財政的にはあまり意味がない。

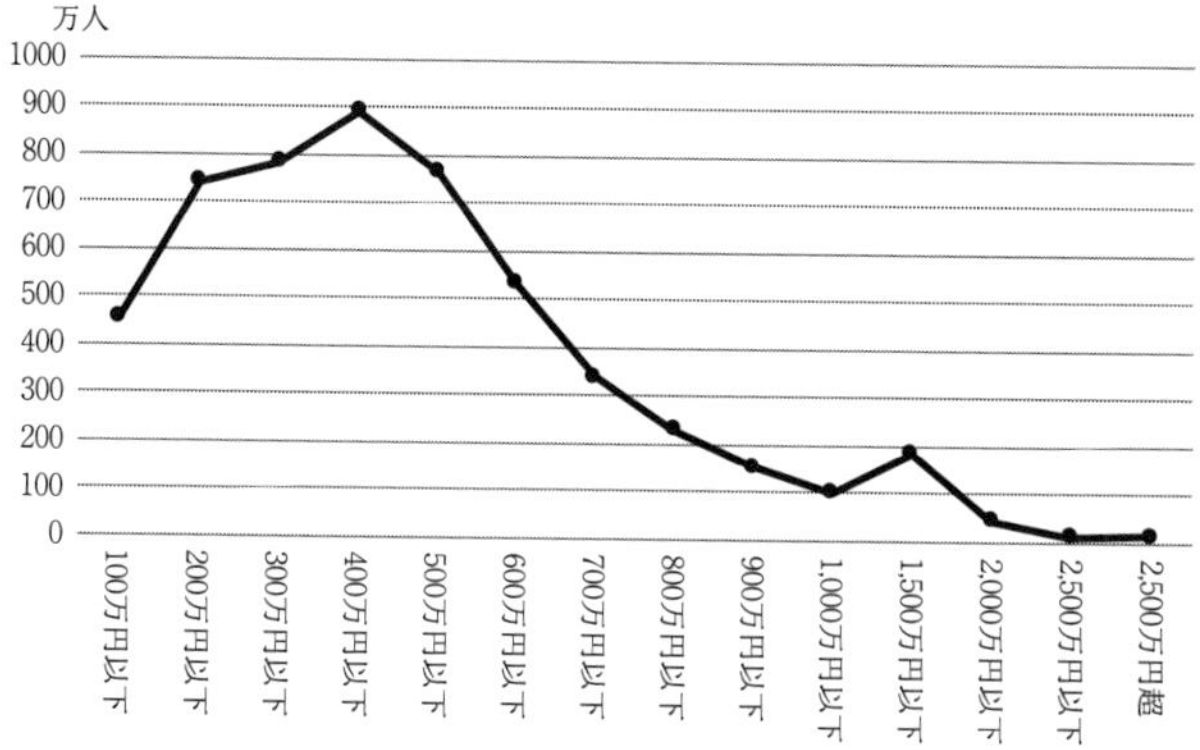

図8-1　給与所得者の所得階級別分布と総所得
国税庁「民間給与実態統計調査結果」2019年

図8－1は、給与所得者の所得分布を示したものである。横軸が所得階級、縦軸がその人数である。給与所得者は五二五五万人いるが、給与二〇〇〇万以上の人は二七・五万人しかいない。以下、全体に占める比率で示すと、給与二〇〇〇万以上は〇・五%。一〇〇〇万円以上（もちろん二〇〇〇万円以上を含む。以下同じ）は四・九%。六〇〇万円以上は二〇・六%、三〇〇万円以上は六二・三%、三〇〇万円未満は三七・七%である。財政的には、三七・七%の三〇〇万円未満層だけに配るのか、一〇〇〇万円未満を中間層として九五・一%に配るのかだけが問題で、中間層に配るのであれば、高所得層（一〇〇〇万円以上を高所得層と考えるのが日本の貧しさだと思う）に配っても配らなくても財政支出は四・九%しか変わらない。

預金口座を政府に教えても構わないという高額所得者には一〇万円を受け取ってもらえばよいと私は思う。高額所得者は多額の税金を払っているのだから、減税と思ってもらえばよい。そもそも、一律給付とは減税のようなものである。

†バラマキは政府の巨大支出より賢い場合が多い

政治家は国民にお金を配るのが嫌いなようだが、政治家が決めた政府支出より、国民に配ってしまった方がよい場合が多い。東日本大震災の対応として、政府は、山を切り崩して土を盛り上げ高台を作ったが、そこは空き地だらけである。三陸の沿岸部にも、津波被害が甚大ではなかったやや高い土地はいくらでもある。[2] 被害に遭われた方々にどうしたらよいかと伺っていれば、高台の造成より、やや高い土地での住宅建設費の補助を求めただろう。

また、日本の太平洋戦争敗戦直後の財政状況と現在の財政状況が同じなのに、なぜ現在インフレにもならず、円の暴落も起きないのかと、多くのエコノミストが不思議がっている。理由は簡単である。これは政府部内の、あるエコノミストの説明だが、戦前は政府が借金をして軍艦や戦闘機を作り、皆、海に沈めてしまった。現在は、政府の借金は基本的には社会保障として国民にばら撒《ま》かれている。ばら撒かれた国民は、それを有益なことに使ったり、貯蓄したりしている。GDPを増やしたり、国債や外債を買ったりしている。だから、インフレも円の暴落も起きない。

国民にばら撒けば、博打《ばくち》や酒に使ってしまうと言う人が多いが、戦前には、軍人政治家が博打に使った。満洲映画協会理事長、甘粕正彦元陸軍憲兵大尉の辞世の句は「大ばくち身ぐるみ脱いで　すってんてん」である。戦争という大博打をして失敗したと、自ら認めている。

本気で、所得が低くかつコロナ不況によって所得が大きく減少した人々に限定して配るのなら、確定申告の利用を真面目に考えるべきだ。そもそも企業は、中小企業でも個人事業主でも、確定申告をしている。通常は、毎月の売上と費用ぐらいは記録している。費用はそう一遍に動かないものだから、売上が減少すれば粗利が減少して所得が激減する。去年と比べた所得の減少の何割かを保障することは可能なはずだ。アメリカのように、税務当局が所得と住所と銀行口座を把握し、マイナンバーで本人確認をしながら配ることを考えるべきだ。

2　ＧｏＴｏは失敗

†旅行外食需要をかえって減らしたＧｏＴｏキャンペーン

　コロナ感染症の対策として、対応する医療資源を拡大しようという発想に欠けていた。第5章で説明したように、医療資源の動員には様々な困難がある。であるなら、患者の増加を可能な限りなだらかにしなければならない。感染症のウイルスはなくなるわけではない。どこかに潜んでいるのだから、必ずまた現れてくる。一回、下火になれば永久になくなるわけではない。日本より成功したアジア太平洋の先進国でも現れている（第4章4参照）。

　すると、コロナの根絶は難しいので、患者数をコントロールすることが大事ということになる。ただし、患者を減らす方法は、人との接触を避けることだから、経済活動を減らすことになる。経済が低下しても人は死ぬのだから、バランスをとらなくてはいけない。医療体制を整えつつ、人との接触を避けるように行動自粛を要請したり、要請の程度を弱めたりすることが必要になる。

そう考えると、ＧｏＴｏトラベル、ＧｏＴｏイートなどはすべきでなかった。両者は、疲弊した旅行・外食業界を助けるものだが、人々が急に動けば、コロナ感染症も急に増加する。元厚生労働省局長の香取照幸氏は、ＧｏＴｏキャンペーンについて、「「必ずリバウンドするから止めた方がいい」と絶対に止めなくてはいけなかったのです」と書いている(3)。

二〇二〇年八月、一一月の増加の波は、七月二二日からのＧｏＴｏキャンペーン、一〇月一日からの東京を入れてのＧｏＴｏキャンペーンがなければもっと緩やかになっていたのではないか（一二月二八日ＧｏＴｏ中止。第1章3「二〇二〇年八月の安寧」参照）。感染者が増えれば、結局、緊急事態宣言を出して需要を抑えるしかない。旅行外食需要の変動を大きくしただけで、通算すればむしろ需要を減少させていたのではないか。

†人の移動自体が感染者を増やすわけではない?!

人の移動自体が感染者を増やすわけではないという反論があるかもしれない。コロナは人との接触ではなくて、濃厚な接触で感染するので、旅行自体、ＧｏＴｏ自体がコロナ増加の要因ではないという議論もできる。たしかに、電車に乗っているだけで感染するのなら、毎日二万人というレベルの新規感染者数ではすまないだろう。また、銀行のＡＴＭには消毒薬がないか、分かりにくいところにおいてあるところが多い。指が触れただけで感染するなら、ATMでクラスターが起きているだろう。

新型コロナウイルス感染症対策分科会の尾身会長は、二〇二〇年七月一六日、経団連のフォーラムに出席し、「旅行自体が感染を起こすことはないですから、もしそれが起きていれば日本中は感染者だらけ」と述べた由である。(4) しかし、旅行とは、家から離れて食べたり飲んだりして騒ぐという内容を含んでいる。

さらにGoToイートという政策もあった。これはまさに、宴会の助成である。また、GoToは別途コロナ対策に用いることのできる予算(例えば、医療資源の動員)を使ってしまっているという問題がある(GoTo関連予算は3兆円。後掲表8-1参照)。感染者が外出して騒げば当然にウイルスを排出する。ウイルスは典型的な外部不経済なのだから、そのような行動に補助金を付けるのは経済政策論の基本に反している。(5)

†リベンジ消費で必ず回復

旅行や外食などは、自粛の我慢で積み上がったペントアップ需要があるのだから、予算を付けなくても徐々に伸びるものである。政治家や政府高官の宴会に、世論がとりわけ批判的なのは、普通の人々が宴会をしたいからである。別に、自分がしたくもないことを政治家たちがやっているのなら、これほど批判的にはならない。これは、宴会のペントアップ需要が確実にあることを示している。コロナが落ち着けば、これまで我慢していたものを発散するリベンジ消費があるはずだ。

予算を使わなくても旅行・外食需要はこのペントアップ需要によって着実に回復する。緩やかな回復で感染者が緩やかに増加するのであれば、医療体制も耐えることができるだろう。医療体制の拡充も少しずつはできるだろう。ＧｏＴｏ予算は、旅行、外食関連の所得保障や医療体制の整備に使うべきだった。

そもそも、政府が外出を止めるように要請していたのに、少し状況が改善したら、補助金付きで外出を奨励したのでは、政府の要請が本気で受けとられなくなる。感染者数が急増すれば、緊急事態宣言などの強い処置を取らざるを得なくなり、旅行・外食産業にとっても却って迷惑になる。むしろ、ワクチン接種でコロナ禍が収まるまで、需要が徐々に回復したほうがよかったのではないか。医療体制を護るために、患者は病院に来るなという専門家が（第3章のスンナ派参照）、ＧｏＴｏを止めろと言わないのは不思議である。

図８‐２は、以上述べたことを図解したものである。繰り返しになるが、図に見るように、旅行外食者数の増加とともに感染者も増加する。補助金で旅行外食者数が急増すれば感染者も急増する。何もしなくても、ペントアップ需要によって旅行外食者数は徐々に増加する。その方が、政府も対策を立てやすいはずである。

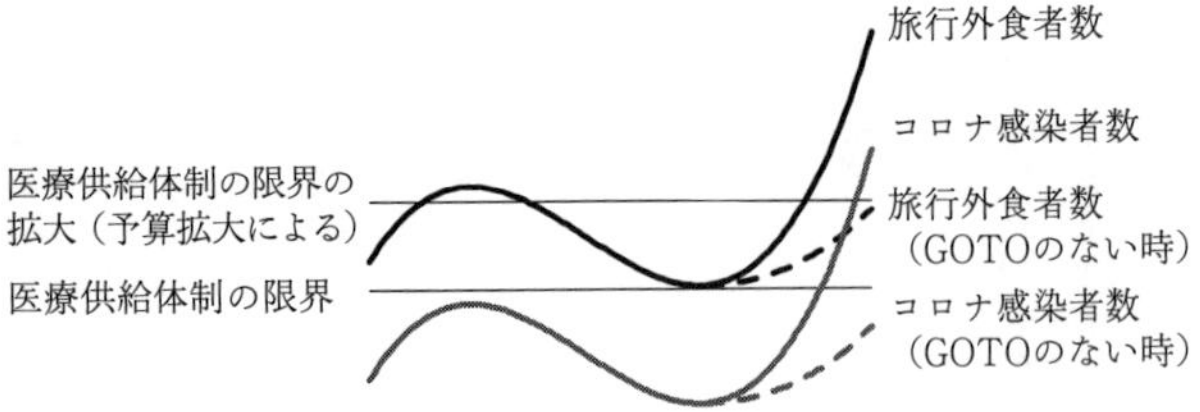

図 8-2　GOTO によるＶ字回復でコロナ感染者もＶ字急増かも

GｏTｏトラベルのような対策が行われたのは、これまでの政府の不況対策は、無理やりにでも需要を付け仕事を作るということだったからだろう。しかし、仕事を作るとは、人が集まって何かをするようにすることだ。それは感染症を広めかねない。それよりも、むしろ所得を失った人に対して直接所得を援助する必要がある。ところが、政府はこれまで通りの発想で、需要を作って所得を作ろうとした。しかも、人との接触を増やすような需要の増やし方をした。コロナ対策は人と接触しないことだという基本に立って政策を立案すべきだった。

3　雇用調整助成金と失業者減少

†失業を抑制した雇用調整助成金

コロナ不況対策として、政府は、雇用調整助成金（雇調金）の拡充を行った。この制度は、事業活動が縮小しても雇用者を維持する企業に、一人一日八三七〇円を上限に雇調金を支給する制度である。助成率は中小で三分の二、大企業で二分の一である。さらに、新型コロナウイルス対策として、二〇二〇年四月から、特例として助成率は最大で一〇〇%、上限額も一万五〇〇〇円へと増加させた。また、第三次補正予算で、二〇二〇年一二月までとしていた制度の特例を二一年にも継続することにし、これまで対象外だった他社へ出向させた場合も対象に含めるようになった。

雇調金は二〇二一年九月までの累計で四六七万件、支給額は四・六兆円となっている。しかし、実は、これがどれほど雇用維持に役立っているかはよく分からない。分かっているのは件数と金額で、件数というのは事業所が助成金を申請して認められた件数であり、何人の労働者が何カ月間雇用を維持できたのかは集計されていない。

一方、労働政策研究・研修機構は休業者数のデータを整理している（図8-3の出所参照）。休業者は、常に存在するので、二〇二〇年以降の月次で、コロナの影響のない二〇一九年の平均より増加した分を、コロナで生じた休業者とした。ここには雇調金で失業を免れた人々が多く含まれているだろう。二〇二〇年一月から二一年八月までの月平均の失業者は一九三万人だが、増加した休業者が毎月平均六三万人いた。そこで、本来、二五六万人（一九三＋六三）が失業するところを、雇調金で一九三万人に抑制できていたと考えられる。

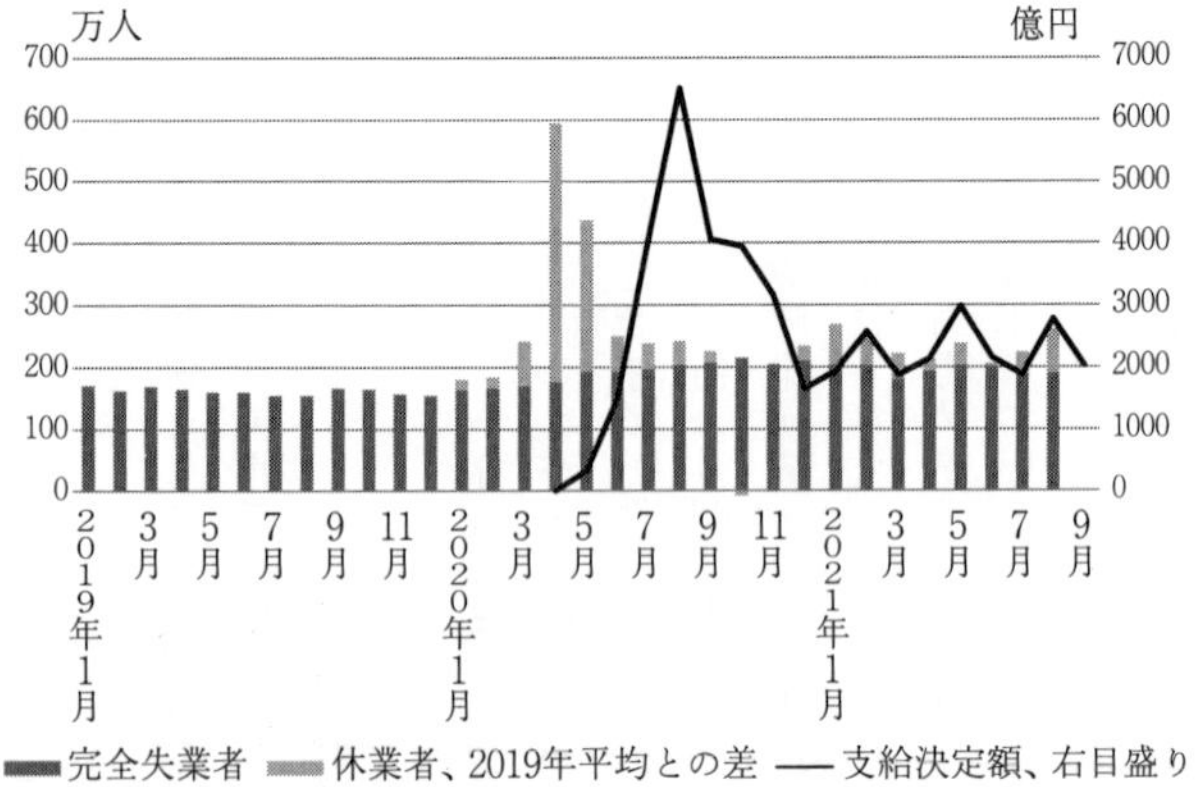

図 8-3　雇用調整助成金と休業者
（出所）統計局「労働力調査（基本集計）」長期時系列表 1-a-1 主要項目。
労働政策研究・研修機構「新型コロナウイルス感染症関連情報：新型コロナが雇用・就業・失業に与える影響　休業者数統計表」https://www.jil.go.jp/kokunai/statistics/covid-19/c23.html#c23-1。
厚生労働省＞新型コロナウイルス感染症関連情報：新型コロナが雇用・就業・失業に与える影響＞雇用調整助成金＞支給実績。

これを図示したのが図8－3である。二〇二〇年一月から二一年八月までの平均失業率は二・八％程度であったが、雇調金がなければ三・七％（二・八×二五六÷一九三）程度になっていただろう。

この間、二〇二〇年初めから二〇二一年八月までのコロナで増加した休業者を累計すると一二六一万人・月になる。一方、この間八月までの雇用調整助成金の支給決定額は四・三兆円である。四・三兆円を一二六一万人・月で割ると人・月当たり三四万円となる。少し費用が高いように思えるが、これは、コロナで増加した休業者の数をやや低めに推測した結果だと思われる。

雇調金は失業を減らしているのだから良いことに違いない。コロナが終われば人々はまた元の職場に戻れるのだから、これを続けていればよいという考えもある。ワクチンも開発された。経済は元に戻る可能性が高まっている。実際、図に見るように休業者は減少しているようでもある。人々はある程度は、元の職場に戻れたのである。

†雇用維持は常に良いことか

しかし、元の職場に戻れない人もいる。リモートで様々なことが可能と分かれば、オフィスへの通勤も出張も減少する。旅客需要は永続的に減少するだろう。人々がオフィスに行かなければ、オフィス需要も外食需要も宴会需要も減少する。

世の中が変化したとき、過去の雇用を無理やり維持していれば経済を非効率にしてしまう。いずれ、社会の変化に合わせて雇用を動かさなくてはならない。

雇用調整助成金は、雇用を維持するためばかりでなく、雇用を動かすことへの助成金にもするべきではないか。雇調金の対象を他業種への出向などに拡充することによって人材の流動性を促すことができるという説もあるが、なぜ企業を通じなければならないかが分からない。大企業が、雇用削減が必要になった時には、退職金を割増しして退職者を募る。

一方、中小企業では、退職資金の割増などはほとんどなく、ただの解雇となってしまう。であれば、雇用調整助成金を中小企業の退職手当に充当してもよいのではないか。

4 コロナ対策予算の検証――赤字より支出の中身を考えるべき

†人々が支出をしないことが問題

そもそもコロナによって直接打撃を受けるのは、宿泊・飲食業である。人々が動かなくなるのだから、運輸業も打撃を受ける。しかし、打撃を受けるのは人を運ぶ運輸業で、モノを運ぶ運輸業は、宅配需要が増えるなどによって、むしろ需要が増えるはずだ。経済活動別国内総生産によると、付加価値額は宿泊・飲食業が一三・六兆円、運輸業が二九・九兆円である（内閣府「国民経済計算」による二〇一九年の数値）。運輸業のうち、人とモノとの比率がどのくらいかは分からないが、仮に半々とすると、人を運ぶ運輸業の付加価値が一五兆円、物を運ぶ運輸業が一四・九兆円と推計できる。すると、直接打撃を受ける業界の付加価値は、二八・六兆円（一三・六＋一五）である。これを三〇兆円としておこう。

もちろん、人が動かなくなれば小売の売上も減るだろうし、不動産業のテナントも減る。

そこで働いていた人の所得も減るわけだから、その人々の支出も減る。あらゆる分野で支出が減って所得が減る。しかし、直接打撃を受ける産業の付加価値は三〇兆円でしかない。また、三〇兆円がゼロになったわけではない。緊急事態宣言の間は激減するが、解除されると反動増がある。第7章3で見た第三次全産業活動指数の飲食や観光の二〇二〇年度の二〇一九年度に比べての落ち込みは三〜四割である。すると三〇兆円の四割、一二兆円が失われた付加価値ではないだろうか。この一二兆円の半分程度を補償すれば、直接打撃を受けた産業とそこから派生する需要で成り立つ産業も生き延びることができるのではないだろうか。

にもかかわらず七七兆円の支援をして、二〇二〇年度の名目GDPが二二兆円も減少してしまうのはなぜだろうか。

人々が支出をしないからである。先が読めないので企業は投資をしない。家計も仕事がどうなるか分からないので消費をしない。そもそもSTAY HOME（家に居ろ）と言われているのだから、外食にも旅行にも行けない。

このような状況で、政府が支出を増やせば人々は安心して支出を増やすものだろうか。政府に必要なことは人々に安心を与えることではないか。それは所得の補塡である。平常な状況よりも所得が著しく低下した人に対して、その低下の例えば半分を補塡するような政策である。

また、今回のコロナ不況は、消費増税による消費低迷に追い打ちをかける形で発生したものだから、消費増税以前に戻すべきだ、消費税を五％に引き下げるべきだという考えもある。しかし、現在消費が伸びないのは外出できないからであり、消費税を引き下げても消費が戻るわけでもない。

†七七兆円の予算を何に使ったのか

コロナ対策として日本は七七兆円も使っている。日本の毎年の予算はコロナ以前の二〇一九年度で一〇一兆円である。うち二三・五兆円が国債費（利払費＋償還費）なので人やモノに支出しているお金は七八兆円である。つまり、通常の予算とほぼ同じ額がコロナ対策予算となっている。余計に七七兆円の予算を使って日本のGDPは二二兆円減少した。本来九九兆円（七七＋二二）減少したところを、七七兆円の予算を使ったから二二兆円の減少ですんだということなのだろうか。私には到底信じられない。七七兆円の使い方がお粗末なのではないだろうか。ただし、第5章3で述べたように、二〇兆円の使い残しがあると言われているので、二〇二〇年度中に実際に使ったのは五七兆円である。七七兆円の内訳は表8－1のようになっている。三回の補正予算を足し合わせたので、細かいところでは

(億円)

3回の補正予算の追加歳出	補正予算	予備費からの支出	合計
所得保障（雇用調整助成金、持続化支援金、新型コロナウイルス対応地方創生臨時交付金など）	113,820	56,337	170,157
うち労働保険特別からの措置	7,640		7,640
全国すべての人々への新たな給付金（国民全員に1人10万円の給付）	128,803		128,803
融資	131,011	8,548	139,559
うち資本性資金の活用	23,692		23,692
医療提供体制の整備（マスク、人工呼吸器、PCR検査機器を含む）	91,570	24,682	116,252
GOTOキャンペーン	27,620	3,119	30,739
強靱な経済構造構築、デジタル、イノベーションによる生産性向上など	62,387	1,175	63,562
国土強靱化など	31,414		31,414
予備費	115,000		
その他	63,962	50	64,012
合計	765,587	93,911	
合計（融資を除く）	634,576	85,363	

表8-1　コロナ対策予算の概要
（出所）令和2年度第1次補正予算、第2次補正予算、第3次補正予算
令和2年度一般会計新型コロナウイルス感染症対策予備費使用実績
（注）新型コロナウイルス対応地方創生臨時交付金は、新型コロナウイルス感染症により経済活動に影響を受ける事業者の支援や感染症防止強化策・見回り支援に充当できるもの

誤りがあるかもしれないが大きくは間違っていないはずである。内訳を見ると、所得保障が一七兆円、一人当たり一〇万円の給付金が一三兆円、融資が一四兆円、医療費が一二兆円、GoToが三兆円、さらに、強靭な経済構造構築、デジタル、イノベーションによる生産性向上、国土強靭化、その他で一六兆円ある。

所得保障一七兆円のうちの新型コロナウイルス対応地方創生臨時交付金は、新型コロナウイルス感染症により経済活動に影響を受ける事業者の支援や感染症防止強化策に使用できるとのことだから一部は所得保障、一部は医療体制強化（感染を減らして医療体制の負担を削減できると考えられる）の項目に回すべきかもしれないが、すべてを所得保障とした。

旅行、外食などの需要が蒸発していきなりお客や仕事がなくなったのだから、とりあえず配って所得を維持して生活できるようにするしか仕方がない。

一人一〇万円の給付金は、貯蓄に回ったから無駄だという意見が強いのだが、貯蓄に回ったのなら、政府が国債で調達したお金を国民に配り、国民が国債を持っているだけということである（国民は銀行預金として持っているが、貸出先のない銀行が国債を買っているので同じことである）。別に無駄になっているわけではない。また、これを食費や教育費に充てた国民もいるのだから、役に立っている。

一四兆円の融資は、お金が返ってくれれば支出ではない。お金を借りて事業を継続できたのだから役になっている。返せなければ予算の無駄かもしれないが、それでもしばらく食いつなぐことができた。考えてみると、一七兆円の所得保障と一四兆円の融資を、打撃を受けた三〇兆円の産業につぎ込んだら、とりあえずは困ることはないような気がする。他に一人一〇万円の一三兆円もある。それでも困っている人が多いのは、これらのお金の配り方に問題があるのではないだろうか。

医療費に一二兆円というのもそうするしかなかったということかもしれない。しかし、うち、第5章3ですでに述べたように、七・八兆円が医療体制拡充のための予算である。日本の国民医療費は四三兆円（政府、健康保険、患者が医療費に使った額の合計、厚生労働省「国民医療費」二〇二〇年一一月三〇日、二〇一八年が最新年）なのに、繰り越しになるが、七・八兆円使って、うち三万八七九五床しかコロナ用の病床に確保できなかった。しかも、そこに実際に入院しているのは二万四二四七人にすぎない（厚生労働省「新型コロナウイルス感染症患者の療養状況等及び入院患者受入病床数等に関する調査結果（二〇二一年八月二五日〇時時点）」）。なにかおかしくはないだろうか。

他に、強靭な経済構造構築、デジタル、イノベーションによる生産性向上、国土強靭化、その他で一六兆円ある。これがコロナとどう関係あるのかがよく分からないが、一六兆円は需要を拡大してGDPを増加させるはずである。にもかかわらず、何でGDPが二二兆円も減ってしまうのだろうか。三兆円のＧｏＴｏトラベル、ＧｏＴｏイートなども、すでに述べたように、旅行・外食需要の変動を大きくさせただけで、ネットではむしろ減少させていたのではないか。

†コロナ予算の不合理

七七兆円のコロナ予算の中身を具体的に見てみるとおかしいことが多い。大きな打撃を受けた旅行・外食は三〇兆円規模の産業なのに、一七兆円を配り、一四兆円の融資をしたのに壊滅的打撃を受けている。一二兆円医療に投入したのにコロナ感染者用病床はほとんど増えていない（医療体制強化には七・八兆円）。全人口に配った一三兆円が無駄かどうかは、多分に哲学と趣味の問題だ。減税と考えれば無駄ではない。ＧｏＴｏは混乱をもたらしただけだった。他にもよく分からない予算を使っている。これらも何らかの需要は生み出したはずだが、結果は二二兆円のＧＤＰのマイナスだった。七七兆円予算は、混乱したものだったと言ってよいだろう。

日本がコロナ対策をうまくできないのは憲法で非常事態が定義されていないからだという言説がある。しかし、非常事態法があったからと言って、それを使って何をするのかが分からなければ、権力の混乱が起きるだけである。大事なのは、何をしたらよいか、何をしたらよかったかを、後知恵でよいから具体的に考えることだ。

5　日本のコロナ対策支出を検証する――国際比較

日本は主要先進国に比べてコロナ感染者が圧倒的に少ないが、アジア太平洋の先進国と比べてみるとそうではないと第1章で指摘した。ここでは、これらの国と日本のコロナ関連予算を比較してみたい。比較するのは、主要先進国とアジア太平洋の先進国（日本、アメリカ、イギリス、ドイツ、フランス、イタリア、カナダ、オーストラリア、ニュージーランド、韓国、台湾の一一ヵ国）である。

†ここでのコロナ関連予算の定義

各国のコロナ関連支出をIMFが推計している（図8－4の出所参照）。コロナ対策支出が有効であったかを見るために、それを実質GDP成長率と比べてみる。二〇二一年はIMFの予測値であるが、二〇二一年一〇月の予測であるので、ある程度信頼できるとして、二〇一九年から二一年の成長率を考えた。縦軸に実質成長率、横軸にコロナ対策支出を取ったのが図8－4である。図に見るように、コロナ対策支出を使った国ほど成長率が低い

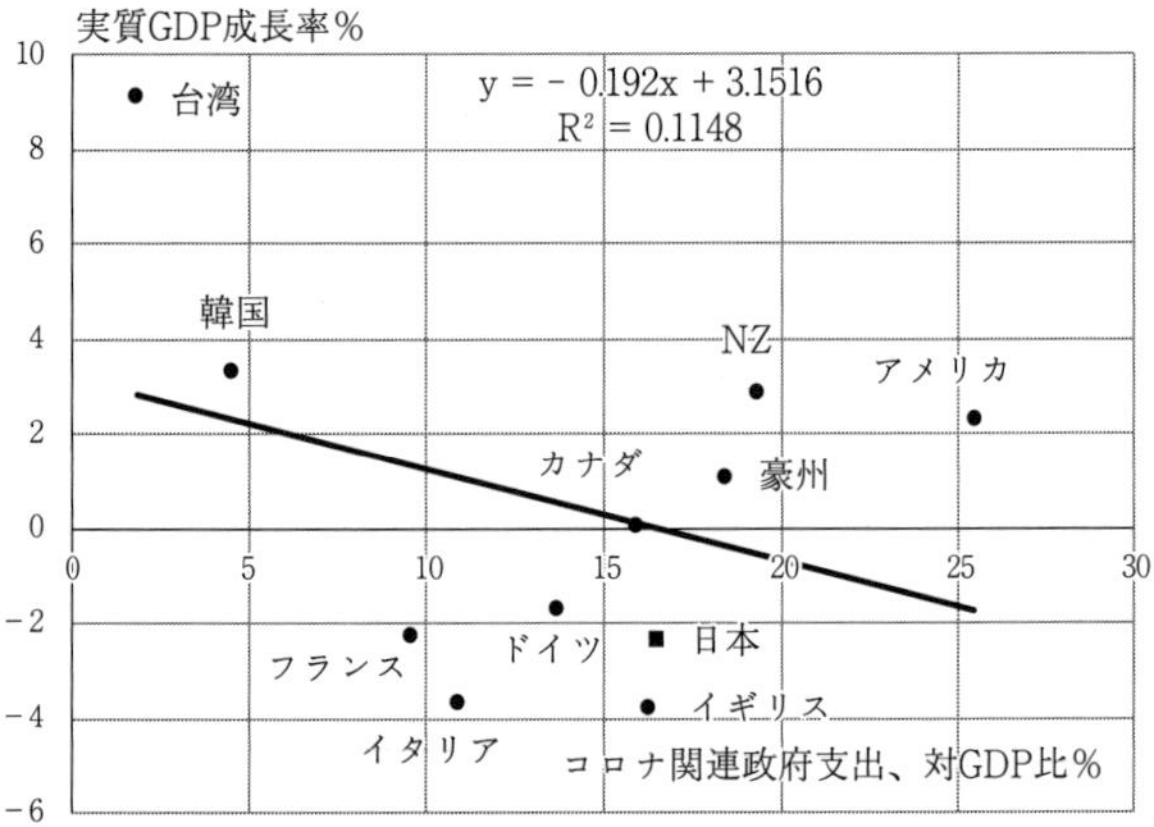

図 8-4　コロナ関連政府支出と実質 GDP 成長率の関係
（出所）IMF,, World Economic Outlook Database, October 2021.
IMF, Fiscal Measures in Response to the COVID-19 Pandemic, June 5, 2021.

傾向がある。

†感染者数と対策予算の関係

しかしこれは、感染者が多いほど経済が停滞し、コロナ対策支出が増大したということを表すのだろう。そのことを確認するために、縦軸にコロナ対策支出、横軸に直近（二〇二一年一〇月一三日）までの累積のコロナ感染者数（一〇〇万人当たり）を取ったのが図8-5である。図に見るように、確かに感染者数が多いほど政府支出が多い傾向があるようだ。

ここで感染者よりも死亡者を取るべきだという指摘があるかもしれない。感染者が十分に調べられていないので死亡者の方が正確だというのである。しかし、比較対象

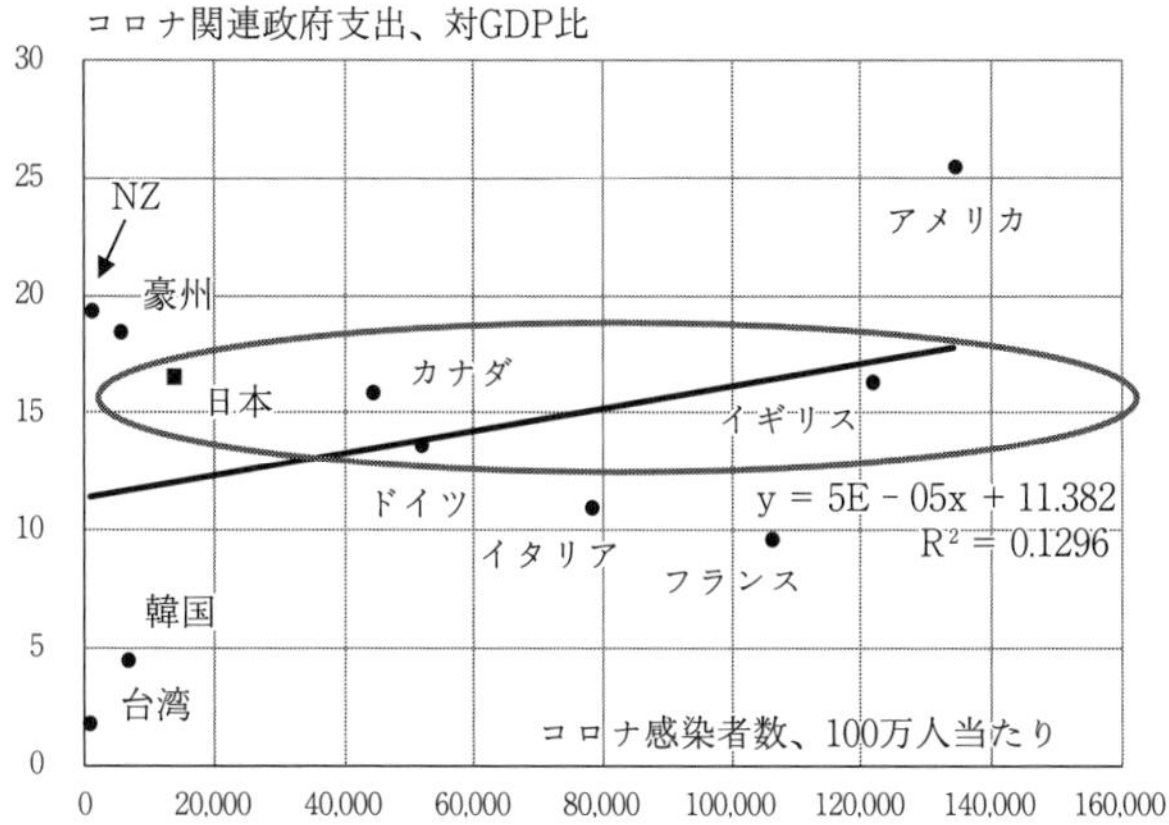

図8-5　コロナ感染者数とコロナ関連政府支出
（出所）Our World in Data, Coronavirus Pandemic.
IMF, Fiscal Measures in Response to the COVID-19 Pandemic, June 5, 2021.

は先進国であり、初期の日本で感染者が調べ切れていなかった可能性はあるが、累積の感染者数がそう誤っているとは思えない。図が多くなりすぎるので掲載しないが、感染者数と死亡者の相関は高く（決定係数は〇・九一三となる）、感染者数の代わりに死亡者数を入れてもグラフはほとんど変わらない。

†感染者数と実質GDP成長率の関係

次に、感染者数と実質GDPの成長率を見たのが図8－6である。感染者が増えるほど成長率が低下する傾向がある。したがって、感染者数が増加したのでやむなく経済活動を抑え、経済活動が低下したので休業補償や失業対策費などが拡大し、また、

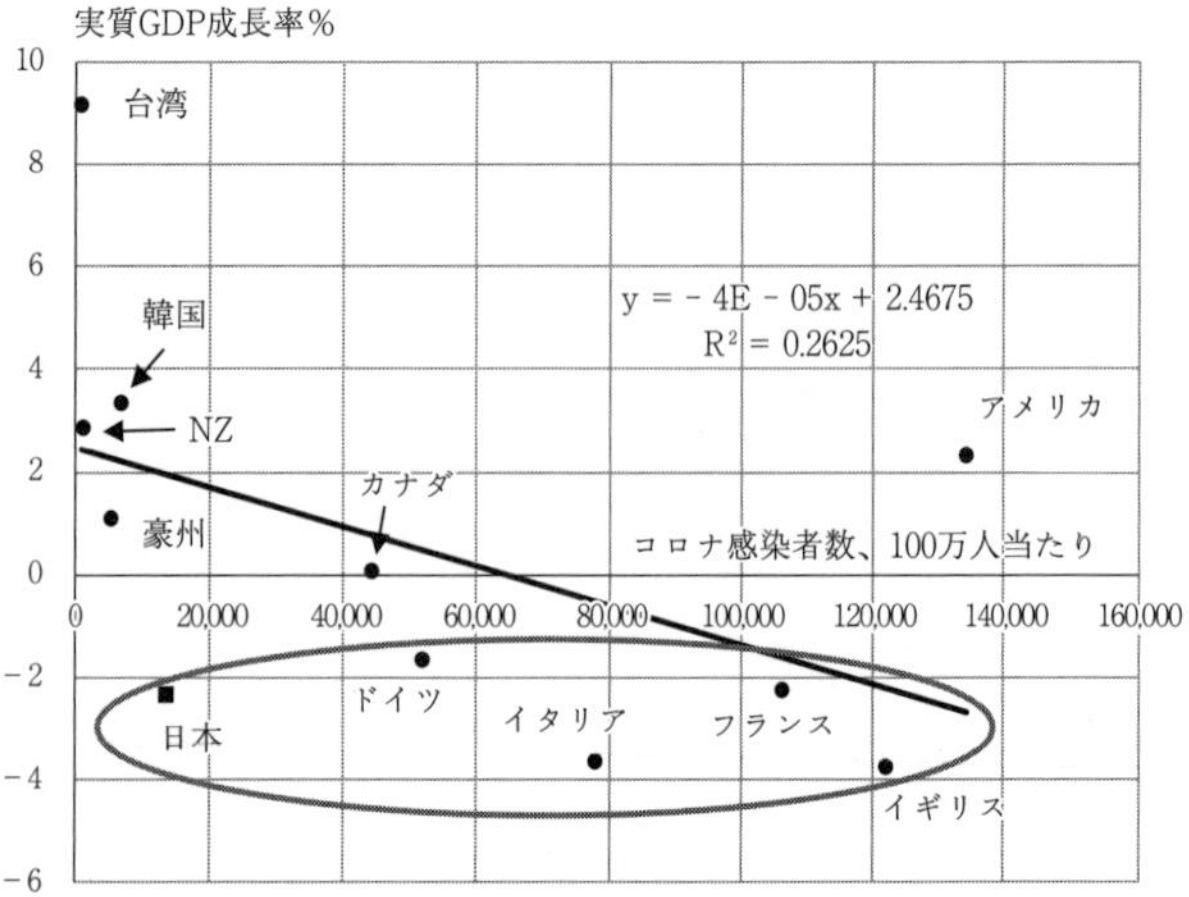

図 8-6　感染者数と実質 GDP 成長率
（出所）Our World in Data, Coronavirus Pandemic.
IMF, World Economic Outlook Database, October 2021.

医療費もかさみ、政府支出も増大したという関係が分かる。

これらの図から、台湾、韓国のパフォーマンスが良いことが分かる。感染者が少ないので政府支出も少なく（図8－5）、経済成長率も高い（図8－6）。オーストラリア、ニュージーランドは政府支出は大きいが成長率は比較的高い（図8－5、図8－6）。

日本はと見ると、感染者数はドイツの四分の一、イギリスの九分の一なのに、コロナ対策支出は両国より大きい（図8－5）。感染者数はドイツの四分の一、フランスの八分の一なのに、GDPの落ち込みは同じようなものである（図8－6）。ざっと国際比較をしたところ、日本のコロナ感染症対策は経済的にはあまりうまくいっていない。

†本章のまとめ

コロナ対策では様々な混乱があった。それを一律給付、ＧｏＴｏキャンペーン、雇用調整助成金、コロナ対策予算、国際比較に分けてみてきた。

企業を中心とした制度では今回の不況のような非正規や自営業者の多いサービス業不況にはうまく対処できない。ＧｏＴｏキャンペーンは、無理やりにでも人を働かせたい日本の景気対策の伝統に縛られた失敗である。そもそも、感染症対策の基本が「外出するな」なのだからＧｏＴｏがうまくいくはずがない。

雇用調整助成金は、確かに失業を低下させているが、同時に、雇用を縛り付ける機能がある。コロナ後の世界では経済の需要・供給構造が変わるのだから、変化に応じて雇用を動かすという発想が必要だ。

コロナ予算を目的別に見ると、あまりにも大きな無駄があるのではないかということが見えてくる。予算をうまく使えていないことは、国際比較でも明らかである。

注

(1)「一〇万円給付、首相「方向性持って検討」 山口氏提案に」朝日新聞DIGITAL、二〇二〇年四月一五日。
(2) 原田泰『震災復興 欺瞞の構図』第4章(新潮新書、二〇一二年)。また、高台造成費用は、一戸当たり五〇〇〇万円にもなったという(「オーバースペックの復興 一一〇〇億円で一二mかさ上げる陸前高田」WEDGE Infinity 2015/05/07)。
(3)「厚労官僚は心が折れた」『文藝春秋』二〇二一年一〇月号。
(4)「尾身会長「旅行自体に問題はない」との見解」日テレニュース24、二〇二〇年七月一六日。
(5) 小峰隆夫「小峰隆夫の私が見てきた日本経済史(第九〇回) 官から見た国会と民から見た国会」日本経済研究センター、二〇二一年三月一五日。

終章 日本政府の組織論的な欠陥

政府の新型コロナ感染症対応では、できる手段を動員して、少しでもよい方向に社会を進めようという気概が感じられないように思えた。イギリスは、注射をする人員が足りなければ素人を訓練して注射できるようにした。一回でも効果があるならと、ともかく一回目の接種をすることに全力を費やした。評判になったドイツのメルケル首相の二〇二〇年三月一九日のスピーチでは「ウイルス感染の拡大の速度を落とし、その間に研究者が薬品とワクチンを発見できるよう、時間稼ぎをするのです。」と語っている。ここには、国民が努力して時間稼ぎをしている間にドイツが何をするかの期待が込められている。そしてドイツの科学者が設立したビオンテックが米ファイザーと協力してワクチンを作った。

日本では、ワクチンの入手に遅れ、医療体制の強化に遅れた。感染者の発見と隔離も機能しなかった。国境検疫体制は度々破られた。マスコミの煽り報道は外出を抑え、人流を減らし、結果として緊急事態宣言以上の効果を持ったが、私は、日本の政治と行政と科学に私たちを救ってほしかった。遅ればせながら、治療薬では日本の科学が貢献してくれるのかもしれない。

もちろん、結果を見れば、日本はまあまあだったと言えるかもしれない。感染者、死者、超過死亡から、そう判断できる。しかし、アジア太平洋の島国の先進民主主義国を見れば、もっとうまくできたはずだと言える。個々の政策対応についてはすでに評価した通りだが、概観すると、日本政府の組織論的な欠陥が浮かび上がってくる。

†より広い視野と対応策が必要だ

感染症専門家が、感染を最小にすることを求めるのは当然のことである。しかし、感染を最小にするとは、人との接触を最小にするということなのだから、外食や旅行を中心とする産業の需要激減が波及して、経済活動も最小になってしまう。経済活動が最小になれば、仕事を失って心を病む人も自殺者も増大してしまう。また、医療を支える経済力も低下してしまう。政府は、なんとか経済活動を維持しながら感染を抑える手立てを考えることになる。

感染症専門家には感染抑制以外の手段に対する視野の狭さがあった。治療法や治療薬やワクチンの開発・導入について感染症専門家の提案は弱いものだった。しかし、専門家の視野の狭さは必ずしも欠陥ではない。より広い対応は、本来、国民の健康に責任を持つ厚生労働省がなすべきものだった。

しかし、感染抑制自体でも、その手段は、国境での検疫強化、PCR等の検査による感染者の隔離、GPSによる感染者や濃厚接触者の発見と隔離と、様々な方法があるが、感染者とその濃厚接触者を電話で追跡するというクラスター対策に固執した。クラスター対策が成功していれば、どこで感染者が発生しているのか、どこを抑えればよいのかが分かるはずだが、初期のクラスターの発見以来、何も出て来ない。二〇二一年七月には人流が問題だと政府は言っている。人流抑制とは小池百合子東京都知事が二〇二一年五月ごろから言い出した言葉で、その後政府も同じ言葉を使うようになった。多くの飲食業者は、不満を述べながらも自粛に協力しているが、飲食店でクラスターが発生しているという証拠も見せずに営業を規制するのは憲法違反だと主張する業者もいる。[1] クラスター対策は、その証拠を見つけることができないようだ。

感染症に対して医療資源を動員するのは厚生労働省の役割だが、その機能は弱かった。日本は世界一多い病床を抱えているのに、政府は、世界の何十分の一かの感染者で医療崩壊が起こると危機感を煽っていた。医者が足りないなら、医者にしかできない仕事を医者に任せて、ワクチン接種などの医者でなくてもできる仕事は他の人を動員しなければならない。私立の病院を、感染症患者を受け入れたことによって倒産させるわけにはいかないから経済的インセンティブで動員するしかないが、日本の行政は、何に対してどうインセンティブを付けたらよいのか分からなかった。コロナ病床確保のための一九五〇万円の補助金を受け取りながらコロナ患者の入院を断る病院がある。

ワクチンの確保と接種も遅れた。ワクチンの劇的な効果（デルタ株以前の話）を考えれば、この遅れは大きい。ワクチンを確保した後では、接種体制が遅れたが、二〇二〇年六月以降はイスラエルほどではないがイギリス並みの速さで接種をしている（図6－1、図6－2のデータによる）。そもそも、毎年行っているインフルエンザワクチンの接種でも、コロナワクチン接種目標一日一〇〇万回の六割以上の接種ができていたのに、それを参照しない官僚組織は不思議である。政府が物資の動員体制を持っていないからいけない、憲法に非常事態条項をつけるべきだという議論があるが、医療資源の動員に失敗したことを考えると、官僚的動員体制がうまくいくと考える根拠はどこにもない。

では、どうしたらよいのかとなると、大雑把でも様々な政策の数量的効果を考え、全体として感染と経済悪化の最小化を考えるしかない。そうするためには、政治と感染症専門家との間の行政組織、すなわち、①感染症を減少させる手段（効果的な感染者の発見と隔離）と患者を治療する手段（医療資源の動員）を考える中間組織と②感染の経済的影響をも考えて戦略的整理をする組織が必要になる。もちろん、本来ならば、①は厚生労働省であり、②は官邸や内閣府という組織の仕事だろう。しかし、そのように機能してはいなかった。厚生労働省が、効果的に機能していたとは思えない。それはワクチン接種で明らかである。

官邸官僚は、一般的な戦略を立てるより、アベノマスクとか学校の一斉休校とかの個別政策を考えていたようだ。戦略よりも個別政策で手柄を立てることに関心があったのではないか。これらが相まって、日本は効果的な対応を取れなかった。

†コロナ禍と政治と行政

コロナ禍は、日本国民に政治の重要性を感じさせた出来事だった。普通の人々は政治を感じないで生きている。多くの人々の所得に政治は関係がないからだ。あなたの製品が売れるかどうかは、運とあなたとあなたの仲間の努力次第で、政治とは関係がない。これが政治と関係のある国は不幸な国である。ところが、コロナ感染症は、政府が人々の外出禁止を求める。人が動かなければお客が来ない。お客が来なければ生活ができない。政府の支援が必要になる。政府が、直接、人々の所得を左右することになった。人々は政治に関心を持たざるを得なくなり、断片的な情報で政府を厳しく評価するようになる。議会制民主主義の国で国民にとりあえずできることは、与党に投票しないことである。これによって、与党は補欠選挙や地方の首長選挙で敗北が続き、菅内閣は退陣することになった。これによって、少なくとも政党は、どうしたらよかったのかと真剣に考えることになる。

関連して、行政のあり方も議論となる。マスコミでは、「安倍‐菅政権で、霞が関が官邸からの指示待ち型になったと官僚OBをはじめ関係者は異口同音に指摘する。「意に染まない情報や望まない案をあげると機嫌をそこねて、けがをする」といったムードが広がった」という議論がある。(2) 役人が本来、正しい政策を実行する気があるのだが、首相ないし官邸が強大な権限をもって官僚の良き意志を邪魔するからうまくいかない、と言っているようだ（河合香織『分水嶺』〔岩波書店、二〇二一年〕では、むしろ専門家と役所の対立が描かれている）。そういう例がないわけではないだろう。本来、住んでいる自治体の税金を住んでもいない地域の税にするという「ふるさと納税」はやりすぎだと私は思う（そもそも豊かな都市の税金を中央省庁の役人が地方に配っているのだから、納税者が直接配って何が悪いという反論はありうる）。しかし、コロナ対策の場合はどうだったのだろうか。

日本の行政は、PCR検査を制限した。検査して陽性になっても隔離する場所もないし治療法もないから無駄だというのだが、隔離しなければ感染を広げるだけだ。治療法がないからと言ってそのまま死なせるわけにはいかない。医者にかかっても無駄なのかもしれないが、医者にかかれずに死ぬのは本人にとっても遺族にとって悲劇だろう。行政が、医者に行くなというなら、効果の乏しい延命治療などについても、常日頃から批判しておくべきだった。むしろ、行政は、そのような治療を抑制しておくべきだった。

行政は、ワクチンの接種開始も遅らせた。インフルエンザワクチンは三カ月の間、毎日六七万回接種しているのに、一〇〇万回の接種は無謀だとした。マスコミは、インフルエンザワクチンで毎日六七万回接種していることを知らなかったようだ。官僚がその情報を教えなかったのだろう。官僚が教えなければ、マスコミは何も知ることができないのかもしれない。首相が、注射の手当をはずんで、やらない奴は左遷だ、と言えばできるはずだ。首相には、官僚を左遷させた実績が十分にあるのだから（菅義偉『政治家の覚悟』第六章「「伝家の宝刀」人事権」文春新書、二〇二〇年）[3]、当然にできる。実際に一日一三〇万回もできてしまった。

医療体制の供給強化はできなかった。医療崩壊を起こすから高熱があっても医者に行くなというのなら、医療はすでに崩壊しているのである。医療体制の全体には余裕があったのだから、コロナ患者を受け入れない病院は赤字に、受け入れる病院は黒字になるようにすればコロナのための医療体制の拡充もできたはずだ。少ない医療従事者で多くの患者を診察できるような「野戦病院」システムも考えるべきだった。これは二〇二一年一〇月に実現したが、この方法に気が付くのが遅すぎた。

私はこれらのことを失敗と判断する。岸田文雄首相は二〇二一年一〇月八日の所信表明演説で、「(コロナ対応について) これまでの対応を徹底的に分析し、何が危機管理のボトルネックだったのかを検証します」と述べている。検証を期待したいが、残念ながら何も検証されることはないだろう。

一方、一九一八年のインフルエンザ・パンデミック (いわゆるスペイン風邪) について、当時の内務省衛生局が一九二二年に報告書を公表している (西村秀一現代語訳『流行性感冒』平凡社、二〇二一年)。世界各国の状況・対応・研究を紹介し、日本での対応をそれらと比較しながら整理している。当時はウイルスの存在すら知られていなかったのだが、それでも次に来る感染症に備えて何をするべきかを知りたいという情熱を感じる。岸田首相の下の検証がこれ以上のものとなることを望む。

†欠けていたケインズの精神

さらに言えば、日本の政治と官僚には、ケインズの精神が欠けていた。ケインズ主義とは、不況のために財政を拡大することだと一般には解釈されているが、何としても一九三〇年代の大恐慌を克服しよう、そのためにはあらゆる手段を動員しようという考えでもある (野口旭『経済政策形成の論理と現実』第10章、専修大学出版局、二〇二〇年)。これはリーダーシップの本質である。日本では、感染症学者はクラスター対策という自らが慣れた古いやり方に固執し、政府はあらゆる情報を集めてできる限りのことをしようとはせず、行政はそれに協力しなかった。

状況がよく分からない中で、国際的な情報を取り入れることは正しい政策のヒントを与える。まず、日本の感染は主要先進国だけでなく、アジア太平洋の先進国とも比較するべきだった。PCR等検査やワクチン接種について、イギリスやイスラエルの知見をいち早く取り入れるべきだった。日本独自の政策への固執は、日本独自の誤りしかもたらさない。ただし、日本を含むアジア諸国のマスク着用は、初期にはWHOや欧米諸国が否定的だったが、感染予防に効果的だった。WHOも二〇二〇年六月一〇日にはマスク着用の推奨に転じた（WHO、マスク着用の指針を変更」日本WHO協会、二〇二〇年六月一〇日）。

コロナ不況は、人が動いてはいけないということから生まれる。これが、ケインズ的、さらには、ナイト的状況をもたらす。すなわち、長期にわたって不確実性を高め、投資不足と貯蓄過剰の経済を作る可能性がある。

ウイルスとの接触を抑えながら経済活動を維持するとしても、どうしても働けない場合もある。飲食業や旅行や生のエンターテイメントなどの仕事である。ところが、これまでの日本の不況対策は、公共事業のように、無理やりにでも仕事をつくることだった。あるいは、大企業を通じて雇用を保障する補助金を配ることだった。しかし、コロナ不況で打撃を受けたのは、中小企業、その従業員、パート労働者、フリーの労働者であった。政府は、中小企業やその関連の人々に所得を給付するのに慣れていなかった。また、無理やり仕事を作れば、人が動くのだから感染も増えてしまう。これはＧｏＴｏキャンペーンで明らかである。

さらに、日本の不況対策は、元に戻ることを前提としている。すべての不況で、そのまもとに戻ることはないが、コロナ不況はなおさらである。都心のオフィスに人を集めることのコストに企業は改めて気が付いた。都心に通う人々も通勤や都心近辺に住むことのコストに気が付いた。人々が都心に集まらなくなれば、都心の飲食業もオフィス商業施設もその価値を失うことになるだろう。出張需要も減少するだろう。雇用をただ維持するために予算を使うのではなく、新たに生まれた需要に応じて労働移動できるように予算を使うべきだった。さらに、コロナ対策予算は、常識で考えても、国際比較によっても非効率なものだった。

いずれにしろ、何らかの危機はこれからも必ずあるものだから、政府は、ケインズの精神を持ってあらゆる事態に対処すべきだ。

注

（1）「飲食店運営会社が都訴え〝時短命令は違憲〟」日テレニュース24、二〇二一年五月二一日。

（2）芹川洋一「菅政権はなぜ終わるのか」日本経済新聞、二〇二一年九月二〇日。

（3）マスコミは、政治家が主体的に官僚の人事を行うことに批判的だが、ある政策を行うために人事権を発動するのは当たり前のことである。ただし、その政策は十分に考え抜かれ、少なくとも公開されていなければならない。

あとがき

中国武漢で発生した奇妙なインフルエンザから新型コロナ感染症問題が始まった。未知のウイルスとその対策についての様々な議論は、興味深いものだった。多くの人々が何の根拠もなく主張し、反対者もその根拠の弱さを突かなかった。また、突かれても答えなかった（具体的には、特に第三章を参照）。

私の専門は、金融政策や経済政策論を中心とした経済学であるが、コロナをめぐる論争は、エコノミストの論争に似ているとすぐさま思った。

金融市場には、ポジション・トークという言葉があって、自分の利害で言っているに過ぎないことを客観的な真実であるかのように装う言説がまかり通っている（この実例は原田泰『デフレと闘う——日銀審議委員、苦闘と試行錯誤の五年間』中央公論新社、二〇二一年を参照）。医学界にもポジション・トークはあると思う。少なくとも、医学界の中でも、客観的真実認識の違いだけでなく、自分たちの都合を背景として、コンセンサスのない事象が多々あることは、ＰＣＲ検査のシーャ派とスンナ派の議論の対立を思い出すだけでも明らかだろう。ただし、金融市場でのポジション・トークは、どのような利害を背景としているか、私はこれまでの経験からだいたい想像がつくが、医療関係者の中での利害関係はよく分からない。政治力のある医師会や政府そのものがＰＣＲ検査の拡大を求めているのに、政治力があると思えない感染症学者の反対でなぜ検査が目詰まりするのかよく理解できないままである（上昌弘、構成・倉重篤郎『日本のコロナ対策はなぜ迷走するのか』毎日新聞出版、二〇二〇年、第2章は興味深い視点を提供している）。これが小さな利益団体の反対であらゆることが滞ることの事例であるとすると日本の成長力の復活はきわめて困難と思わざるを得ない（第三章注7参照）。

様々な政策がその費用や効果について、何の検討もなく実施されているように思えた。私の分析が十分なものとは思っていないが、数量的に考えようとすれば、客観的に費用と効果を考えざるを得なくなる。対象は異なるが、この問題意識は、私の『震災復興　欺瞞の構図』（新潮新書、二〇一二年）と共通している。

ウェブ上の文献については、政府などの大きな組織が提供しているものについては、タイトルなどで簡単に該当文献に到達できるので、煩瑣なＵＲＬを入れていない。文献のうち、短く表現できるものは（　）内に記述した。

本書の一部は、二〇二〇年から現在まで、FACTA、エコノミスト、WEDGE、ダイヤモンド・オンラインなどに書いた原稿を元としている。ただし、ほとんどを全面的に書き替えている。原型をかなり残しているいくつかの原稿は、WEDGE Infinityの「コロナ対策の費用対効果分析①〜④」（二〇二一年七月〜九月掲載）、ダイヤモンド・オンラインの「日本のコロナ対策、予算「大盤振る舞い」のわりに失敗といえる国際比較」（二〇二一年七月二七日）、「「世界最大級」のコロナ対策予算を計上して、GDPが減少する日本」（二〇二一年六月一四日）、「コロナ感染「ファクターX」を主張していた人たちが反省すべき現実」（二〇二一年五月二五日）、「中国製でさえある程度有効なのに、ワクチン確保に全力を挙げなかった日本」（二〇二一年五月一九日）、「「ゼロコロナ」をほぼ実現すれば、経済活動は元通りにできるのか」（二〇二一年三月二五日）、「「強制力のない緊急事態宣言」でも日本で感染者数が減少した理由」（二〇二一年一〇月二五日）であり、ウェッジ社、ダイヤモンド社の許可を得ている。

安中進氏には「日本でガラパゴス化する「専門知」（一）——新型コロナウイルス対策の例」（The HEADLINE 2020/05/01）の原稿の一部を提供していただいた。

医学系の専門知識については、コンセンサスと思われるもの（コンセンサスがあれば）に従ったつもりであり、文献を示している。本書の全部または一部については、牛嶋俊一郎氏、嶋津洋樹氏、安中進氏より貴重なコメントをいただいた。ただし、残る誤りは著者の責任である。筑摩書房の松田健氏よりは本書の構成について有益な提案をいただき、分かりやすく誤りのないものにするように力を尽くしていただいた。

以上、すべての方々に心から感謝する。

ちくま新書
1619

コロナ政策《せいさく》の費用対効果《ひようたいこうか》

二〇二一年一二月一〇日　第一刷発行

著　者　原田　泰（はらだ・ゆたか）

発行者　喜入冬子

発行所　株式会社　筑摩書房
東京都台東区蔵前二―五―三　郵便番号一一一―八七五五
電話番号〇三―五六八七―二六〇一（代表）

装幀者　間村俊一

印刷・製本　株式会社　精興社

ISBN978-4-480-07449-2 C0231